WERNER GOULART

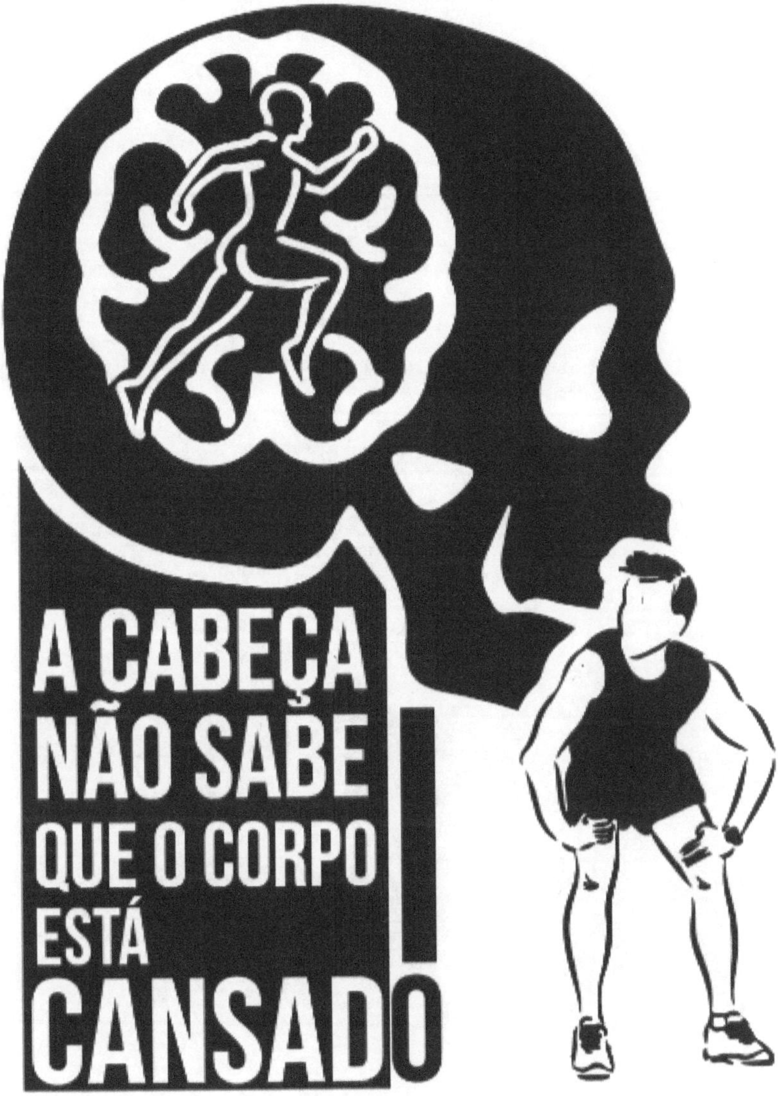

WERNER GOULART

Ajudar pessoas com síndrome do pânico tem sido, por muitos anos, o propósito de vida de Werner Goulart. Tanto, que a trajetória o inspirou nessa jornada. Tudo começou em 2007, quando Werner precisou realizar um tratamento para uma toxoplasmose no olho esquerdo. Ao todo, foram 3 meses de tratamento. Mas o que ele não sabia era que a medicação provocava uma taquicardia, que acabou desencadeando uma síndrome do pânico. O diagnóstico da síndrome só veio cerca de dois anos e meio depois. Foram muitas idas e vindas a hospitais, consultando inúmeras especialidades, até encontrar um médico que conseguisse acertar em cheio o diagnóstico. Havia uma medicação para o tratamento, mas o segredo era a mudança de vida, era preciso buscar mais qualidade de vida. Desde então, Werner, que já praticava algumas atividades físicas, buscou alternativas para se cuidar mais. Em 2015, decidiu se dedicar a corridas. De lá para cá, já foram 12 maratonas e 2 ultramaratonas para a conta! Para ele, a corrida é muito mais que um esporte.

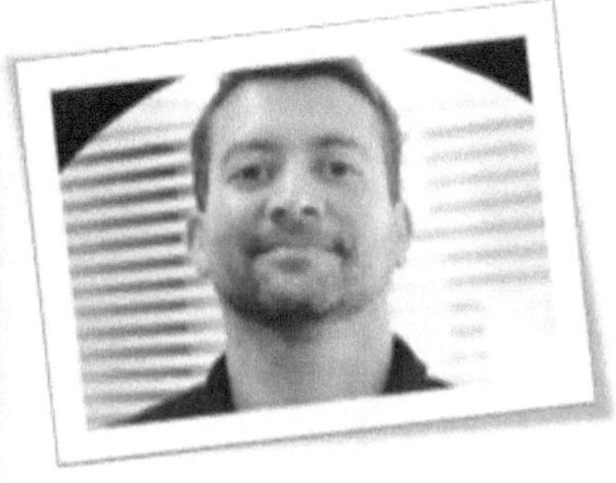

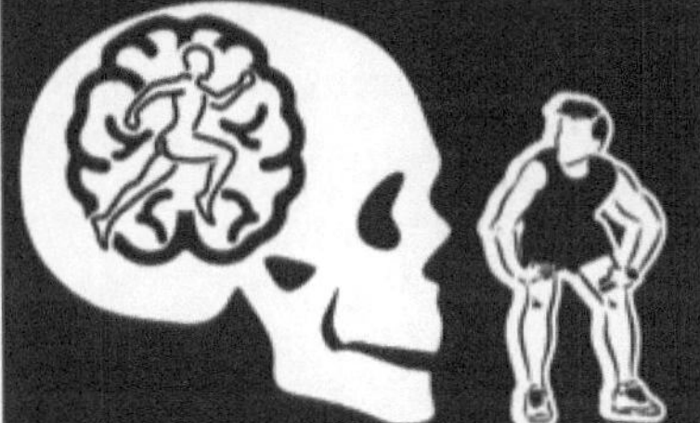

A CABEÇA NÃO SABE QUE O CORPO ESTÁ CANSADO

Este livro é dedicado a minha família, em especial a minha Mãe, o exemplo de pessoa que tento ser; meu Pai, um grande amigo; meu irmão, um pai exemplar; aos meus sobrinhos Lyan e Erin; minha namora Aline, meu alicerce e dona de um sorriso incrível e a todos que, de certa forma, contribuem e participam do meu dia a dia atípico e bem-humorado.

DOR

A dor equivale à grandeza do seu sonho

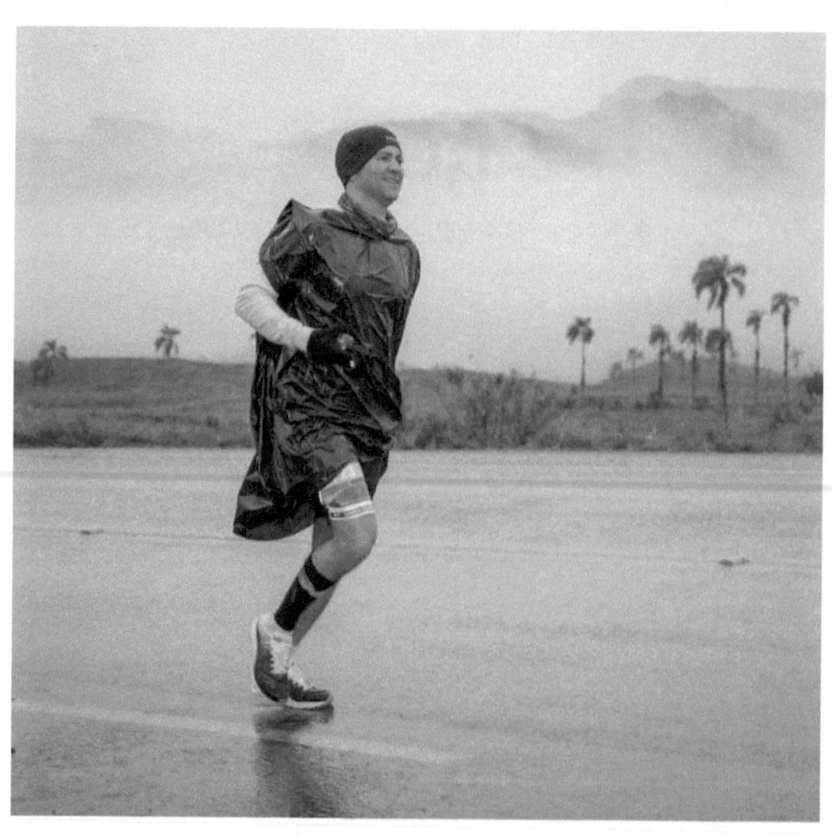

O despertador toca e você pensa: "Levanto-me ou não agora?"

Em determinados momentos, isso acontece; você sabe das suas "obrigações", ou das atividades rotineiras que possui. Obrigações e rotinas podem ser subjetivas. Alguns levantam e não conseguem disfarçar o desprazer por alguma atividade logo cedo e eis a diferença entre obrigação, rotina e prazer.

Hoje, foi mais um dia de superação e de treinos intensos, de momentos que você pensa em desistir. Carrego comigo a regra de que você sempre pode mais. Sempre que a exaustão vier, ou o cansaço ousar tomar conta, pense que você pode mais um pouco e esse "pouco" pode ser muito ou, simplesmente, pode ser relativo. Conheço pessoas que conseguem aproveitar até mesmo poucos minutos com a leitura, mesmo que ela leia apenas meia página; eu não consigo deixar uma atividade incompleta e, nesse exemplo da leitura, necessito ler mais um pouco, ou, pelo menos, concluir uma página. A cabeça toma conta de todas as possibilidades e você começa a se perguntar/questionar, sabendo que desistir tem um gosto amargo. Levantei-me e fui para a natação, mesmo acordando em cima da hora. Simplesmente, não pensei e saí correndo. Consegui fazer um café, levar frutas e misturar um BCAA para tomar durante o treino. Aprendi que você precisa ter forças para fazer treinos com qualidade e o melhor jeito é se alimentar, ou seja, quando não faço o meu ritual de me alimentar corretamente, viro-me com o que tenho para não colocar desculpas no treino, pois sei que ao começá-lo, darei o meu melhor, seja com dor ou mesmo cansado. Treinar com fome é muito difícil; refiro-me a quando você começa a sentir fome mesmo e não aos treinos em jejum que alguns conseguem fazer com excelência e uma coisa é certa: você não vai vencer a fome. Esse é o meu lema e é a única coisa que pode me tirar dos treinos. Alimentos, literalmente, conduzem muito bem o corpo e o cérebro; fazem com que você consiga organizar seus esforços, além de proporcionarem uma qualidade de vida inigualável. Nesse dia, nadei por mais de 50 minutos, superando meu 1 quilômetro de natação em cada treino e atingindo 1,5 km, quebrando uma barreira inicial ou digamos matinal - se eu tivesse ficado na cama, teria perdido esse momento - o corpo, após a atividade física, internamente, grita, se alegra e enxerga que pode ir além, acaba esquecendo aqueles momentos de dor e da possível desistência que ao acordar era tão real. Fui para o vestiário e, automaticamente, me alimentei, não o que queria, mas, o que, certamente, me daria mais energia; um carbogel, comi uma banana e tomei a mistura que havia levado. Calcei o tênis e parti para a corrida; seria esse o segundo treino da manhã, bem cedo. O pulmão estava querendo usar toda a capacidade que havia atingindo; após o treino de natação, tenho a impressão de que o pulmão se restaura e atinge uma capacidade maior de oxigenação; já as pernas estavam um pouco pesadas, devido aos exercícios da aula, a cabeça estava se organizando e digerindo os alimentos juntamente com o estômago. Por se tratarem de alimentos que não me incomodam, consigo me alimentar com esses e partir para um próximo treino sem problemas de má digestão ou incômodos abdominais. Fico a pensar que trabalho incrível esse do corpo humano; a cabeça organizando os alimentos, repondo os nutrientes perdidos, acalmando o coração, verificando a pressão, fazendo um verdadeiro check up em questão de segundos. Regulei o relógio - utilizava um garmin 910 XT, ajustei a fita cardíaca, fiz a selfie costumeira e parti para corrida. A cabeça falava: - hoje quero correr 30 quilômetros - e o corpo respondia: - Calma que ainda temos que verificar como nos comportaremos no decorrer do trajeto!

Desde que comecei a correr, entendo que cada quilômetro deve ser respeitado; o primeiro quilômetro pode ser uma ilusão e você achar que poderá correr 40 quilômetros de imediato; ao chegar no segundo quilômetro, você pode enxergar que somente dará conta de 5 quilômetros.

E o que devemos fazer?

- Respeite os sinais do corpo e aprenda a cada quilômetro.

Às vezes, pensamos que somos incapazes e/ou que não conseguiremos vencer essa barreira, mas você saberá que cada treino não foi o mesmo e que algo em você mudou. Você só precisa enxergar isso!

Segui em frente, cada passo dado e cada análise feita, respeitando cada quilômetro e deixando o corpo se acostumar com a esfera terrestre; afinal, tinha acabado de fazer um treino muito bom na piscina e agora estava exigindo novamente do corpo, pedindo que ele sintonizasse na melhor frequência. Após o 2º quilômetro, o corpo deu sinais de que poderíamos ir além do que eu gostaria naquele momento e é aí que sempre freio um instante; afinal, a cabeça está um pouco além da realidade. Ela envia a mensagem ao corpo e, automaticamente, você começa a se dispor mais, porém o caminho ainda é longo; caso você não enxergue os sinais, entrará no falso momento perfeito e conseguirá correr bem por poucos quilômetros e, assim, seu treino terminará antes do que você imaginava. Nessa tônica, continuei correndo e, quando percebi, estava chegando aos 10 quilômetros. Eis que me vi completando os 15 quilômetros; seriam 5 quilômetros a mais do que o de costume, quando nado, mas, naquele momento, eu queria mais. Olhei para frente e prossegui, e, no 10º quilômetro, busquei encarar uma das subidas que sempre me derrubaram, mas pensei - hoje eu posso ir além. Quando estava no 8º quilômetro, meu tênis começou a cortar meu pé, criando uma bolha; a sensação era de uma faca passando o tempo todo e foi daí que pensei o quanto seria difícil completar os 15 quilômetros, mas como eu disse, a cabeça pode tomar conta do resto. Ela, simplesmente, repetiu pra mim - não há dor até que o treino termine - e segui em frente. Quando avistei o ponto alto da subida, pensei - o treino terminou. Precisava finalizá-lo com êxito e assim retornei até o ponto de partida, onde aumentei o ritmo, diminuí a passada e reduzi o batimento cardíaco; nesse momento, já não lembrava que a dor existia.

A frase "Mens sana in corpore sano" é tão subjetiva quanto a sua capacidade de lidar com as situações do dia a dia. Os olhos só veem o que o cérebro insiste em nos mostrar, mas o coração persiste e mostra que está ali, para suportarmos as dores e os obstáculos que muitas vezes vêm da nossa cabeça. Seja forte e perseverante! A sua caminhada é do tamanho da sua vontade em vencer e o seu sucesso é subjetivo.

Essa subjetividade é vista por cada história contada; cada atleta tem a sua versão da competição. Se observar uma corrida de 100 metros, verá que por milésimos de segundos o primeiro colocado fica muito à frente do último colocado, porém a mesma comparação em relação ao segundo colocado é totalmente diferente e, mesmo assim, todos cabem na mesma foto, a foto da chegada, mesmo com distâncias tão distintas.

DORES

Talvez a dor da derrota possa significar a alegria das grandes vitórias

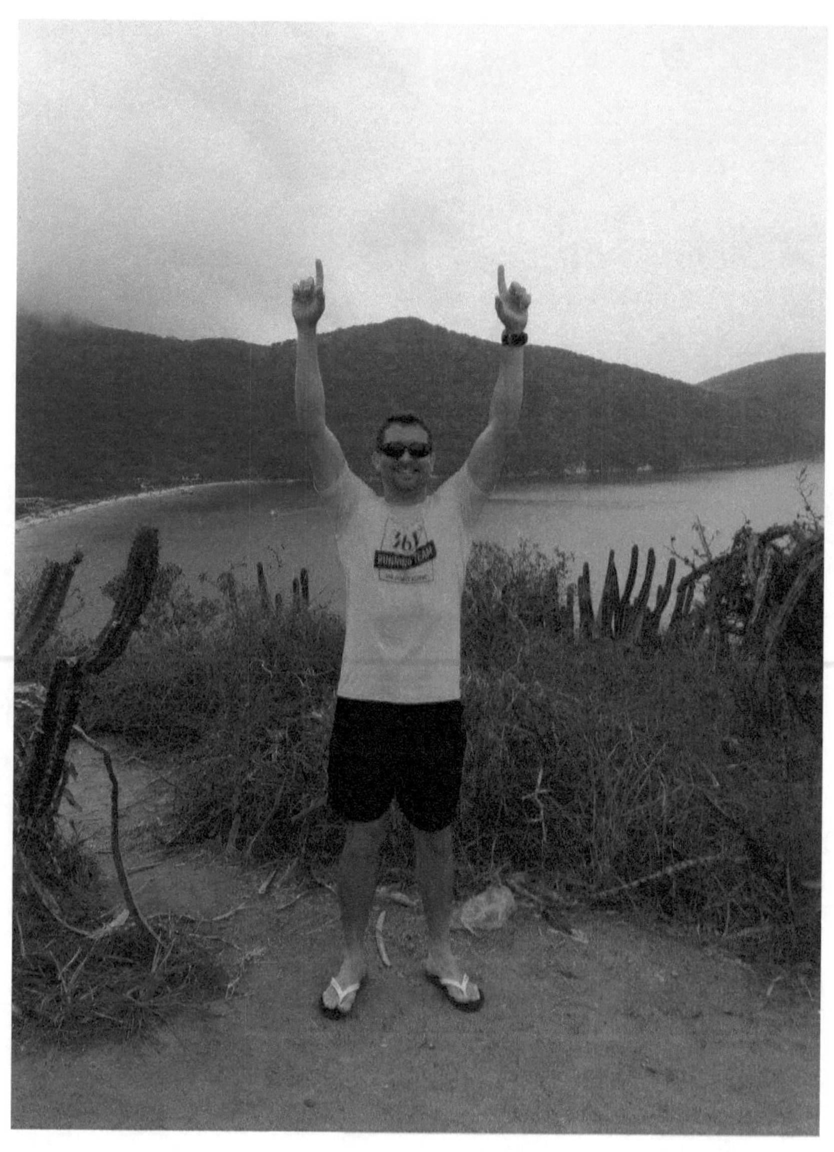

Noutro dia, os pés ainda "exaustos", mas a vontade de treinar sempre supera as possíveis fraquezas. Troquei de tênis, mudei a meia e parti para mais um treino longo - dessa vez a meta era superar os 20km de treino. Preparei o cinto de hidratação que possui 4 frascos pequenos cabendo por volta de uns 350 ml de água cada um, dois sachês de carbogel e um frasco de água, um de dextrose, um com bcaa e um com suco. Costumo levar muito líquido, porque em determinados momentos o corpo pensa em parar pelo fato de estar "desidratado ou desnutrido" e não, somente, por sede. Acomodei as cápsulas de sal - geralmente utilizo duas para essa distância, tomei um bom café da manhã, porém leve e nutritivo; comumente, pão com pasta de amendoim, café com canela e óleo de coco e uma fruta. Aguardei o corpo dar sinais fisiológicos; eis aí uma preocupação constante, afinal nem sempre teremos o conforto do banheiro de casa e só quem passou por um desconforto intestinal sabe que correr assim não é nada agradável. Comparo as corridas longas com jogo de xadrez, pois o primeiro passo é tão importante quanto os demais. Você pode se preparar bem e estar bem, mas tem que avaliar as condições do dia, temperatura, cansaço, o emocional e a alimentação. Antigamente, eu afirmaria que correr era calçar o tênis e sair por aí, desafiando o próprio corpo, porém aprendi que o treino é tão importante quanto o dia da corrida, e correr é ensinar seu corpo a se comportar de formas variadas em momentos onde sua cabeça quer parar e o corpo quer seguir ou vice e versa. Acostumei a correr distâncias longas em lugares onde as paisagens possam servir de incentivo, ou seja, não busco passar várias vezes no mesmo lugar, pois de certa forma temos a memória visual e fotográfica e o corpo grava cada caminho e "numa" segunda vez que você estiver passando por ali, naquele mesmo caminho, o cérebro já emite sinais de cansaço e de "desistência", mas você tem condições de correr e seguir ainda mais em frente. Pare e pense nas vezes que já correu e pensou em correr 5km, mas um amigo o incentivou a correr 10km. Outra dica é, se for correr longe, não passe por perto do seu carro no meio do caminho ou perto da sua casa, pois você ficará tentado a parar e dar por encerrado seu treino daquele dia.

Em suma, fui para o Setor Militar Urbano, vulgo SMU, que fica a uns 15 quilômetros de carro da minha casa e, de lá, parti para uma trajetória um pouco maior, devido ao fato de aumentar a distância para poder superar os 20 quilômetros. Administrei bem o início da corrida fazendo o aquecimento e esperando os cinco primeiros quilômetros, para começar a aumentar as zonas de batimento cardíaco e, para minha surpresa, os pés não eram mais um fator "impeditivo" e eu teria somente que administrar o trajeto para regressar a minha casa. Assim, foi o percurso, mas as pernas estavam exaustas pelo acúmulo de treino da semana, o clima estava mais quente que o normal no decorrer da semana e o trajeto era novo. Sempre nos trajetos novos, ocorre a sensação de insegurança, pois de certa forma, você nunca saberá o que o espera. Sugiro que se informe do trajeto a ser percorrido e, também, informe às pessoas do tempo médio que vai gastar para completar seu treino, pois, em casos de atrasos ou de contratempos, saberão onde lhe achar. O perigo, muitas vezes é iminente e os percalços do dia a dia e as surpresas, também. Segui meu caminho e, gradativamente, pude vencer o cansaço das pernas e observar se os pés voltariam a incomodar. Observei que o cansaço latente da musculatura pode gerar um desconforto tamanho que, por vezes, você pensa em parar, porém é importante usar a "regra dos cinco (5)", sempre que você estiver cansado e/ou fazendo algum exercício. Pense assim - se for exercício com repetição, faça mais cinco repetições – assim, se o cansaço aparecer e se for exercício com tempo de atividade, faça mais cinco minutos, exatamente, quando estiver se sentindo cansado. Serve até para leitura e para estudos também. Quando estava chegando próximo a minha casa, observei que o relógio marcava, somente, 16km e, mesmo descontente, afinal eu havia programado superar os 20 quilômetros, continuei e completei quase 18 quilômetros. Não foi o esperado, mas foi mais um dia de treino e de aprendizado. Nem sempre faremos todos os caminhos e todas as programações que estipulamos, mas vale muito a pena completar mais um dia de treino. Importante é você ter a sua meta e não se deixe abater, pois cada dia de treino trará um aprendizado maior que o dia anterior.

PREGUIÇA

Para vencer a preguiça tenha sempre em mente seu objetivo e permita-se quebrar o conformismo

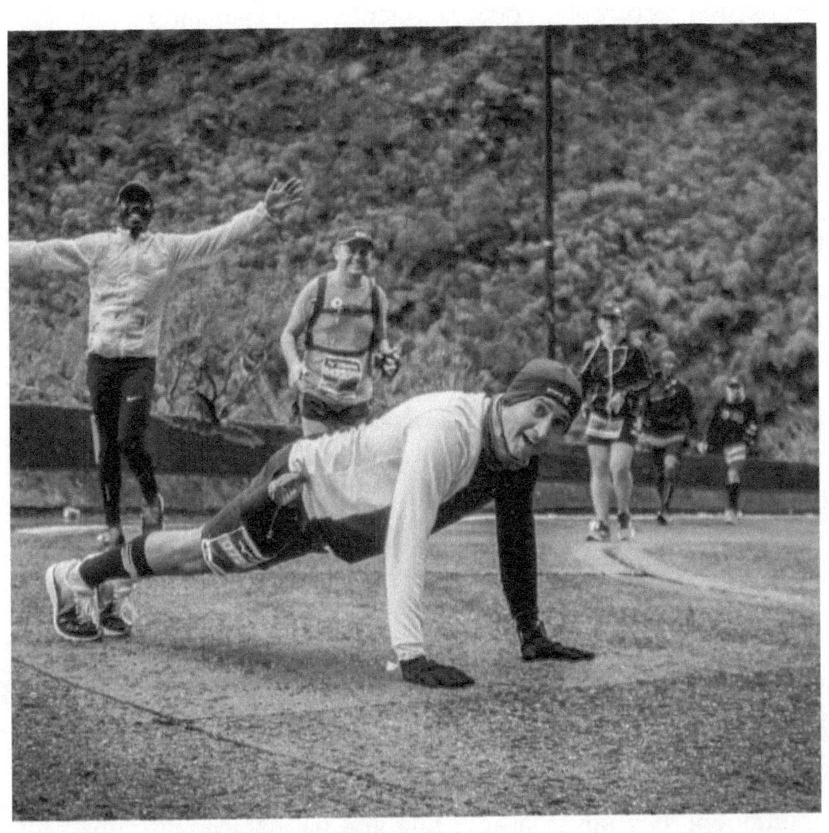

O despertador toca às 4h50min e você se pergunta se realmente seria necessário partir para mais um treino. Isso ocorre o tempo todo e, por vezes, pensamos quando temos obrigações a cumprir, mas é sempre importante lembrar que se está sendo recorrente; você, realmente, está chegando a um nível de cansaço fora do esperado, no entanto, o cansaço é o que lhe prepara para todos os desafios que irá enfrentar; o treino é muito mais difícil que a corrida em si. O cansaço é entendido por ser o resultado de treinos fortes e de excesso de atividade, sobrecarga, para alguns e resultado para outros. Importante sempre avaliar se há uma necessidade maior em obter um descanso melhor, não necessariamente dormir muito tempo representa descansar mais. Descansar faz parte do seu treino, faz parte da sua jornada e incrementa os resultados. Existem publicações que relatam que atletas dos finais de semana, conhecidos como fundistas, passaram de simples atletas a campeões simplesmente por aumentarem 1 hora de sono. Outras relatam que aumentar a intensidade do treino e diminuir o tempo de atividade traz mais resultados do que passar horas na academia ou nos respectivos treinos.

Levantei-me, sem pestanejar e parti para mais um treino, porém com a ideia de soltar a musculatura, pois teria que correr 21 km no domingo, na Meia Maratona Internacional de Brasília. Tomei aquele café revigorante, comi um pão integral com pasta de amendoim e fui. Hoje não necessitava de tanta alimentação, pois seria somente um treino, sem corrida na sequência, e o intuito era descansar a musculatura na natação ao invés de estressá-la mais. O dia ainda escuro, a sensação de "preguiça", mas como sempre a vontade fala mais alto. Tenho comigo uma tranquilidade, pois penso que após começar o treino, toda a sensação de possível cansaço se vai e nesse dia foi assim. Ao começar um treino, sempre quero dar o meu melhor, mas me podei, para que não ultrapassasse o sugerido pela nutricionista - pegar mais leve no treino.

A interação com mais pessoas, logo cedo no treino, nos dá a certeza que estamos no caminho certo, pois todo mundo está ali lutando contra a preguiça; gosto de pensar que preguiça, nem sempre, é um fator negativo. Trocamos informações, experiências e nos tornamos professores temporários no intuito de ajudar os colegas de treino; sempre estou atento às dificuldades de outras pessoas ao meu redor e ajudar torna-se intrínseco. Alguns são altruístas, sempre aptos a se dedicarem ao próximo. Ao ensinarmos ou compartilharmos algo, reeducamo-nos para executar um movimento com mais perfeição e para superar nossas expectativas, passando a ser uma referência para o outro e para nós mesmos, independente do esporte ou da atividade relacionada.

Após a primeira braçada, a preguiça já não era mais companheira e nem mais aliada, a cama já não se fazia presente e sobrava a vontade de executar movimentos da forma mais perfeita possível. Nadar é voar sem precisar ter asas, é educar o corpo e a mente para em prol da coordenação motora que ainda não se faz presente, é revelar ao corpo um conjunto de ações sincronizadas que nem mesmo ele sabia que estava apto a executar. De certo, voltamos a ser crianças aprendendo a andar, porém nesse momento é aprendendo a nadar. Somos principiantes enquanto o corpo e a mente não interagem. Segui a aula, executando o estipulado pelo professor e vencendo cada metro. Após descobrir que a piscina possuía trinta e três metros (33m) e não os vinte e cinco metros (25m) que eu imaginava, vi que realmente podemos mais do que imaginamos. O limite está, simplesmente, em nossa cabeça. Por fim, trocando informações com as(os) colegas de raia, fomos brincando de nadar e nos superando a cada metro, nadamos todos os estilos e de repente sobrávamos em adrenalina, autoestima, alegria e disposição. Aquela preguiça ao levantar poderia ter-me privado de todo esse momento, praticamente 1h de aula, que corresponde a dias de história.

SUPERAÇÃO

Superar-se é o momento mais prazeroso, pois nesse momento você aprende que tem forças para ir além. Supere-se a todo instante

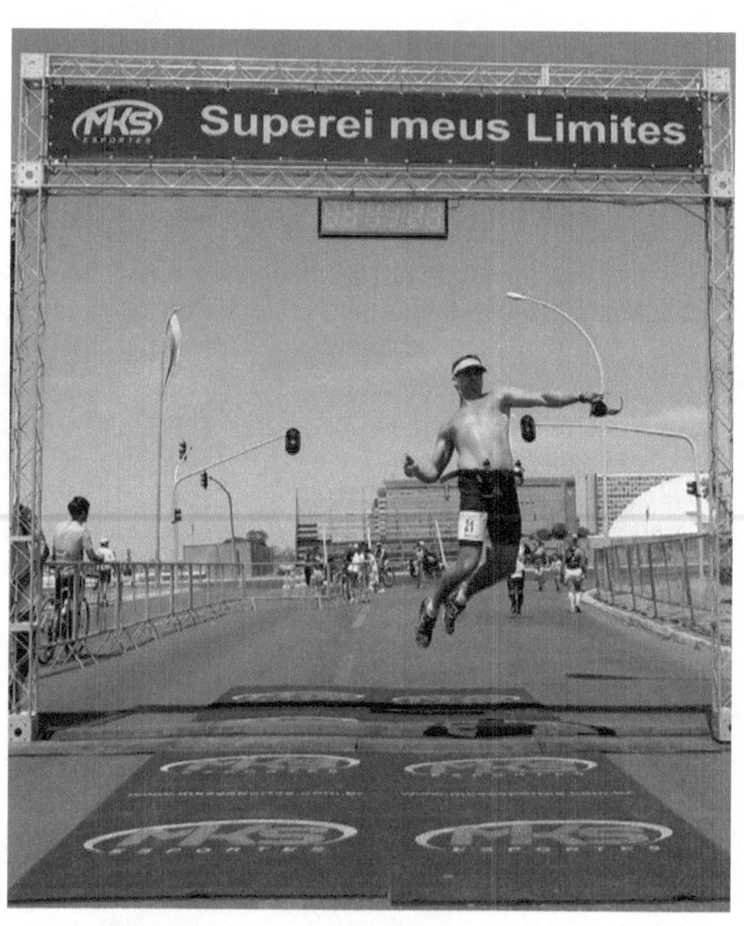

MKS
Superei meus Limites

A superação pode e é subjetiva. Sabemos como podemos ir mais, quando nossa cabeça nos confunde, porém entendemos, também, que podemos ultrapassar aquele limite, e, quando menos esperamos, isso ocorre. A adrenalina pode comandar essa ação que, muitas vezes, só nos damos conta após o feito. Em um determinado momento, você começa a fazer muito mais do que deveria e poderia, porém seu corpo não dá sinais de cansaço, obviamente sem influência de drogas e/ou afins. Vemos pessoas com um índice de atividade intensa e com uma frequência que nos deixa boquiabertos. Após descobrir que a influência é total de substâncias empregadas, erroneamente, o suposto atleta deixa de ter o mesmo apreço. O mesmo ocorre conosco ao burlarmos um treino ou "roubarmos" aquela série inocente, mas que ao final do treino, você descobre que poderia tê-la concluído com êxito. Podemos dizer que nossa cabeça pode distorcer certos fatos, mas estamos tão culturalmente viciados que não acreditamos em nós mesmos. Desde os primórdios, você descobre que os limites são taxados não pela periculosidade, mas sim pelo senso de humor ou cautela daquele que zela por você. Um dia, você pode comer o que cai no chão e, no outro, não. Outro dia, pode pegar chuva e no outro, não. Seriam inúmeros exemplos, mas com esses dois você começa a pensar em todas as possibilidades porque foi vetado de algo e nunca descobriu se era certo fazer ou não. Superar-se é arriscar-se e, assim, sigo dizendo que é subjetivo, pois atualmente conheço pessoas que estão começando a correr e dizem: "Nossa! Corri tão pouco hoje. Só corri cinco quilômetros (5 km)!" Pare pra pensar na proporção da distância de cinco quilômetros e traduza em tempo. O que você pode fazer em trinta minutos? Para muitos os cinco quilômetros são os seus maiores desafios, mas para outros, cinco quilômetros é aquele passeio para apreciar o dia.

Pensando por esse lado, observe a rotina de um atleta de cem metros (100m) ou de um atleta maratonista, ambos treinam intensamente. E eu lhe pergunto: O Maratonista faz o que o corredor dos cem metros faz? Provavelmente, pode até fazer, mas terá de se adaptar a um novo cenário, desde a postura até as passadas, o tempo entre a largada e a chegada, a sua concentração e o seu limite.

Respeite seus limites, porém não coloque limites na sua evolução. Saiba analisar seus passos e se auto avaliar em cada treino e competição e/ou participação. Seus treinamentos e suas práticas esportivas devem ser para vida toda e não, simplesmente, para um dia. Todo atleta, um dia, vai precisar parar e, um dia, vai retornar; saber retornar é a riqueza de todo o seu esforço e aprendizado, saber parar é uma grandeza de poucos e o que podemos observar é a superação, onde nem sempre superar-se é seguir em frente; superar-se possa ser parar, mas saber que o ponto de partida sempre estará ali.

Há mais ou menos quarenta dias, resolvi encarar o maior desafio da minha vida, correr cem quilômetros (100km) no mesmo dia. Em Brasília há uma prova chamada Volta ao Lago. Não que eu tenha resolvido isso da noite para o dia. Muita conversa e muita pesquisa, com amigos e pessoas do ramo, bem como atletas que já a disputaram e, principalmente, com a assessoria de que faço parte e também com a nutricionista que me acompanha. Fiz um check up cardiológico para tirar o medo de algum problema durante ou após esse desafio. Fiz vários exames e mudei algumas rotinas de alimentação e descanso. Após muito tempo de conversa e pesquisa, resolvi começar a treinar forte para essa prova e comecei a me dedicar muito, intercalando entre natação, corrida e musculação. Cada um com um objetivo e cada um com uma certa carga horária semanal, com exceção da corrida que detinha a maior quantidade da minha energia, pois os treinos chegaram a mais de quarenta quilômetros no mesmo dia. Alimentação reforçada, muito cuidado, troca de tênis constante (troca mesmo, não compra) e não posso deixar de falar que, obviamente, tinha o trabalho também, de certa forma flexível, porém, eu sou um ser humano normal, que possui contas a pagar e seus derivados. Minha rotina se baseou em acordar bem cedo, preparar um primeiro café mais leve, treinar, voltar para casa, tomar um segundo café reforçado e ir trabalhar. No trabalho, sempre dirijo muito durante o dia, em média, cento e cinquenta quilômetros ou até mais e, com isso, eu sempre tinha que me policiar quanto às refeições, almoço sempre muito balanceado, lanche da tarde, lanche do final da tarde, pois ele era o responsável pela energia nos treinos de academia que, às vezes, ficavam para o final de tarde e início da noite e a preocupação em organizar tudo após essa rotina, deixar tudo pronto para o outro dia e deitar às vinte e duas horas (22h); o descanso é fundamental. Os horários livres eram divididos entre lazer, televisão, séries, minha namorada que também é atleta, portanto nossos dias de encontro eram bem determinados e/ou programados, geralmente às quartas, sextas, sábados e domingos e, na maioria das vezes, sempre cheios de afazeres, lazeres e/ou treinos, pois curtimos bastante, namoramos bastante e também treinamos bastante. Uma reciprocidade ímpar e bem conectada. Talvez, indiretamente, não nos demos conta que formamos um alicerce tão grande que vemos isso tão de perto. Em resumo, uma rotina saudável nos permitia sair dela vez ou outra e com isso era tudo sempre igual, um igual diferente. Treinos intensos e gratificantes. As dores começaram a aparecer, o que é inevitável para quem treina e para quem não treina também. Até que faltando vinte e dois dias tive um "overtraining". **Overtraining** é uma condição resultante de se fazer mais exercícios do que seu corpo é capaz de se recuperar. São fatores agravantes uma dieta incorreta e a falta de descanso. Voltando um pouco na minha história, no ano de 2016 fiz duas maratonas, sem preparação, sem acompanhamento, mas sempre com muito treino, mesmo esses treinos sem embasamento, mas não deixava de treinar. Sofri muito, pois achava que correr era colocar um tênis e sair por aí, mas aprendi muito no decorrer dos treinos assistidos. Treinar para correr é aprender a correr, é aprender a se movimentar na corrida, é respeitar e ouvir seu coração e assim por diante. A postura do braço influencia no seu tempo ao final da prova, os batimentos cardíacos (bpm) podem dizer muito a respeito da sua evolução e, também, da sua capacidade de dar o seu melhor ou também de oxigenar demais a ponto de "afogar", perdendo rendimento e abandonando a prova.

Não aconselho ninguém a treinar muito e chegar a um overtraining, pois os sintomas vêm de uma só vez. O acompanhamento de bons profissionais se torna fundamental e, no meu caso, minha nutricionista me assistia muito bem e me dava bons conselhos. Analisava, periodicamente, exames de sangue e não somente medidas corporais, e com essas análises ela podia prevenir lesões. Como de costume, achava-me o Wolverine, personagem dos X-Men, com a capacidade de uma regeneração rápida, e nessas e outras eu "entrava pelo cano", como já dizia minha mãe, Maria do Perpétuo Socorro Goulart.

O Overtraining trouxe uma infecção intestinal seguida de inflamações musculares, gerando febre, dores de cabeça, sensibilidade estomacal, fraqueza e mau humor. No primeiro dia, cheguei ao hospital com 38,4 de febre, tremendo-me todo, com fortes dores musculares e fui medicado. Os demais dias subsequentes foram de descanso. Ao todo, fiquei de molho por 5 dias, onde aprendi muito também, afinal nem sempre ficar parado é um prejuízo. Possuo 3 anos de corrida, mas todas as corridas eu sempre aprendo algo, desde aquela corrida de ressaca, que eu não recomendo fazer, até aquela corrida com sinusite, que também não recomendo. Costumo dizer que em toda corrida, chegamos na largada uma pessoa e terminamos outra pessoa.

O ambiente de corrida é feito para compartilhar o que você tem de melhor, e poucas são as pessoas que torcem pelo fracasso alheio; a mesma pessoa que está inscrita motiva aquela que não está. O filho empurra a mãe e a mãe empurra o filho. Amigos se unem mais, querem compartilhar a superação do amigo. Vibram pelo minuto mais rápido que o amigo fez. Festejam a chegada do primeiro e vibram com a chegada do último. Democracia e alegria de uma forma surpreendente.

Com a recuperação do overtraining e a contagem regressiva para o desafio, coloco-me à prova de "estudar-me" e saber o melhor treino a fazer e a melhor forma de descansar para recuperar a tempo de poder participar do desafio. Coração e alma já estão nessa prova, correrei por todos que me apoiaram e que torceram por mim. As pernas e os demais membros farão seu papel. Farei o meu melhor e sei que ele será tão glorioso, quando completar o percurso todo, mas meu foco, minha meta, meu objetivo, serão os cem quilômetros (100km). Assisti ao filme "100 metros" e na minha cabeça a frase: "São só cem metros!" Faz-se presente.

O treino de hoje foi a retomada das atividades, após 5 dias de "overtraining". Colocar o corpo para respirar e tentar me distrair um pouco para aliviar a tensão. Às vezes, relutamos em não treinar ou por algum motivo nos poupamos para que não tenhamos sérios problemas, mas terei uma semana para descansar antes do desafio e ela será essencial, no entanto, meu corpo está suportando situações adversas bem desconfortáveis. Alguns momentos não são saudáveis, talvez, necessários. No exército, eles dizem que se o treino é difícil o combate é fácil. Prefiro sofrer nos treinos a sofrer mais ainda no dia. Sei que não será fácil, mas é aí que está a graça: "Difícil e instigante". Será uma mistura de cautela com euforia, cansaço com animação, amor e ódio, diversão e obrigação, desistir ou persistir. O importante será conduzir a mente de forma cautelosa e cumprir pequenos detalhes simples que farão toda a diferença.

OS CEM KILOMÊTROS (100km)

Não é a distância que lhe define, mas como você escolhe encarar cada passo

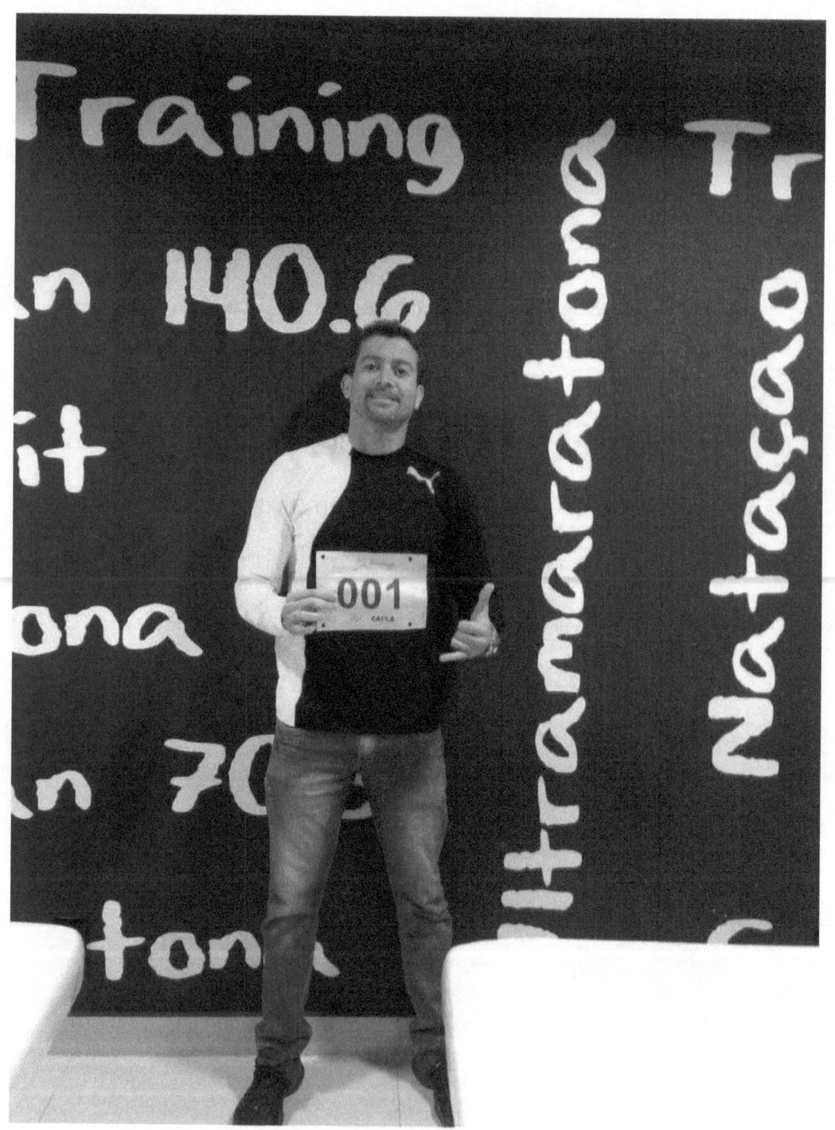
Training
140.6
Ultramaratona
Natação
Tr
001

Alguns não entendem ou não procuram saber o que realmente importa para o outro, mas o termo SUCESSO é subjetivo. Completar uma prova vai além de tempo ou distância, o desafio proporciona crescimento, proporciona bem-estar, proporciona um desenvolvimento único, sentimentos indescritíveis e acima de tudo, a sensação de recompensa. Sou fã dos grandes atletas que pela honra e pelo mérito possuem feitos indescritíveis. Gabrielle Andersen Scheiss, nas Olímpiadas de 1984, em Los Angeles, mostrou ao mundo que a força de vontade é capaz de superar até mesmo um quadro crítico de desidratação; tornou-se uma referência e um símbolo de superação. Ayrton Senna, no GP do Brasil de 1991, conquistou uma vitória incrível, pilotando as últimas voltas somente com a 6ª marcha. A corredora Heather Dorniden, em uma corrida de 600 metros disputada em 2008, se tornou sinônimo de superação ao cair em meio à prova, levantou-se e ganhou a prova. Os grandes feitos, não necessariamente, vêm por conta do resultado final e, obviamente, os exemplos anteriores remetem a grandes feitos, porém é interessante observar que para cada um o mérito foi a superação pessoal e o resultado veio gradativo a cada um devido ao seu esforço e dedicação. Quando nos colocamos aptos a uma competição, é notório que tenhamos um objetivo, dentre eles, o da possibilidade de surpreender e/ou mesmo ganhar aquela disputa. Quando conhecemos os praticantes de esportes e suas histórias, sabemos que ali existe algo maior que, simplesmente, treinos e resultados - existem sonhos, desejos, vontades, prazeres, dor, sorrisos, lágrimas, vivência, aprendizado; existe um universo tão complexo que vai além do simples ato de praticar esporte.

Domingo, dia 04 de junho de 2017, acordo as 4 e meia da madrugada. Tudo está preparado para encarar algo que jamais eu saberia, ou poderia imaginar da forma que ocorreu. No dia anterior, os últimos preparativos foram feitos. Amendoim, bananada, castanha, carbogel, água de coco, coca-cola, Gatorade, bcaa, dextrose, sal, cápsulas de sal, estudo e revisão do percurso, alimentação balanceada e muito líquido. A tensão tomava conta do meu corpo há dias, pois o respeito pelo sofrimento do corpo era notório, mas a vontade de participar era maior ainda. Lembrar de todas as conversas sobre a corrida, lembrar do propósito de me superar, lembrar da preocupação de todos os envolvidos, lembrar também daqueles que não acreditavam e que até mesmo falavam besteiras, pensar no que podia ocorrer, mesmo que previsível, porém imprevisível também. Dias e horas de expectativa para encarar um dos meus maiores desafios. Meu intuito era simples - completar a Volta ao Lago, fechar os 100km e poder comemorar uma superação, chamada síndrome do pânico. A síndrome do pânico é algo que luto há mais de 10 anos; hoje, totalmente controlada – trato-a, tranquilamente, quando surgem algumas pequenas crises; aprendi muito e serviu de gatilho pra que eu voltasse a me testar e recuperasse toda a garra e determinação que sempre tive. O que mudou após a síndrome do pânico? Aprender a respeitar mais os sinais que o corpo anunciava. O que eu não queria no dia da corrida? Que ela viesse me visitar e eu não tivesse força suficiente para combatê-la. Na quinta-feira que antecedia a corrida, sonhei com o número 001 e por incrível que pareça no sábado, ao retirar o kit, eis que me deparo com esse número. A emoção veio à tona, pois sou simples com os pequenos sinais e ali eu vi que deveria dar o meu máximo. Participar da primeira ultramaratona de 100km e receber o número 001. O número 001, na maioria das vezes, é dado ao ganhador da edição anterior, para que ele defenda o título e ali estava eu, pasmo com esse número e, por alguns instantes, relembrando tudo que passei para chegar até ali. Peguei o telefone e envie mensagens para minha família, para minha namorada, a cada palavra digitada uma lágrima escorria. Não me contive em compartilhar com amigos e publiquei nas redes sociais, para que eu findasse um compromisso público e obter mais impulsos para o grande dia.

Separamos tudo; minha namorada Aline Kristina e eu organizamos os coolers, bolsas térmicas, remédios, para que ao acordar não tivéssemos com o que nos preocupar. Às 4h30min o despertador toca - o grande dia chegou. Levantamos, como de costume, fomos fazer o café e nos arrumar. A expressão de tensão era nítida em meu rosto. Lembrar de todo cuidado que tive na semana antecedente à prova, refletir sobre as pessoas que cuidaram de mim (Solange, massagista; Izaias, Fisioterapeuta; Equipe de fisioterapeutas da Recovery Trainning); não ter a certeza se as dores iriam me largar ou quando iriam me incomodar faziam a tensão aumentar. Pela primeira vez, fiquei ansioso e tenso ao mesmo tempo e essa tensão e ansiedade ocorreram no dia de pegar o kit de uma corrida, mas não era uma simples corrida, era um dos grandes desafios que espero enfrentar. Chegamos ao local e lá estavam as irmãs Marzullo, Laurinha e Mari, duas pérolas incríveis que me deram um suporte fenomenal, se revezaram pedalando ao meu lado e levando os suprimentos necessários, descontraindo o ambiente, cantando, comentando sobre as paisagens e me dando bronca também. Fui buscar o chip e ao voltar me deparo com mais uma surpresa, minha namorada tinha confeccionado camisas com "WERNER ULTRA 100km". Não pude deixar de evidenciar minha surpresa, porém meu compromisso estava mais que validado. Eu teria que completar essa prova. Eu tinha mais motivos ainda, para completar essa prova. Com esse sentimento me dirigi à largada. Encontrei grandes amigos no caminho para a largada, recebi mais apoio, mais vibrações boas e naquele momento eu tinha a certeza do que eu queria fazer. Ao chegar na largada, me vi em meio aos 22 homens e 4 mulheres, que optaram em se desafiar e testar seus limites. Você se sente em uma arena com grande e lendários guerreiros. Cumprimentei a maioria, desejei toda sorte do mundo, olhei ao redor e percebi que estava em um lugar cercado por pessoas que estão ali pelo prazer do esporte, ou melhor, a grande maioria. Você pode pensar em tudo, mas, naquele momento, tem a certeza da grandeza do esporte. As últimas fotos e vídeos, antes do grande desafio, foram registradas naquela linha de largada, na 102 sul, eixo sul, em Brasília-DF. A largada foi dada, às 6h03min da manhã, e, ali, fomos seguindo um percurso que mesmo sabendo o tipo do asfalto a gente nunca saberá o que vem pela frente.

A corrida estava fluindo muito bem, estávamos curtindo o nascer do sol, mesmo atravessando um lugar caótico, pela política, o Congresso Nacional. Estávamos trotando a um pace de 6 minutos por quilômetro, esquentando, e eu me estudava, buscando saber por onde as dores andavam. Surpreendentemente, as dores foram sumindo e, por um momento, me senti livre e a resposta foi imediata, essa corrida é minha. Percorri os 4 primeiros trechos dentro de todo o previsto. Tempo bom, resistência tranquila e a cabeça mais confiante que nunca. Efetuo a primeira parada nos 25km, ponto de acesso aos ultramaratonistas. Recebo o calor de toda minha equipe de apoio (Francisca Maria de França Viana, vulgo Fran, Nádia Nonata de Santana, Solange Guimarães Guerra, Massoterapeuta e uma pessoa fundamental nessa corrida, conhecida como Sol, Aline Kristina Asevedo Barbosa, minha namorada, Laura Marzullo, Mariana Marzullo, vulgo Mari e Maura Célia de Lima); encontro, também, amigos queridos que estão participando do revezamento e que, ali, vieram-me dar o apoio. Deito, troco de tênis, recebo uma massagem, alimento-me, recupero-me e sinto-me à vontade para retomar a corrida. Pegamos o caminho e seguimos em frente, mas, aí, foi que a corrida resolveu ficar interessante pra mim, pois no KM 27, cãibras começaram a brotar na minha perna esquerda, justamente no músculo do quadríceps. Uma nova corrida se inicia pra mim. Fortes dores e a musculatura dando sinais de que se a cãibra piorasse, talvez um estiramento ou algo assim poderia fazer parte. Optei em reduzir o ritmo e tentar aliviar a dor, tentando fazer com que o músculo relaxasse e a cãibra passasse. Ela persistiu e resolvi fazer uso dos medicamentos que estavam com a equipe de apoio. A biker, Mari, entrou em contato com a equipe de apoio, através do celular, e solicitou spray, advil, pomada, adesivo, tudo que fosse para aliviar as dores que já começavam a atrapalhar e muito o desempenho da corrida. Começaram as oscilações das cãibras e, automaticamente, da corrida. Quando a cãibra sumia, eu corria; quando ela voltava, eu trotava e, às vezes, caminhava, estilo marcha atlética, para aliviar as dores e não perder o ritmo. Percorri mais 25km com cãibra, mas nada me faria parar. Ao chegar no KM 50, apoio para ultramaratonistas, efetuei outra parada; nesse momento, com fortes dores nas pernas, devido às cãibras que haviam tomado conta de todos os músculos das pernas; elas se revezavam entre todos os músculos das pernas. Massagem, gelo, spray, pomada, advil, alimentação e hidratação, naquele exato momento tudo seria fundamental para os próximos passos. A alimentação durante a prova foi seguida conforme solicitação e recomendação da nutricionista, Erika Reinehr, Clínica Salute, que me acompanha desde 2014. Uma profissional com um conhecimento único e uma capacidade de interpretação enorme, cujos direcionamentos me ensinaram lições importantes e obtive os resultados que esperava, desde aparência física até mesmo um controle emocional e uma inteligência para os próximos passos que gostaria de dar em relação ao esporte; ela, além de nutricionista, também era atleta, defendia a seleção Brasileira no Críquete e atuou junto com usa irmã no remo. Mesmo com toda hidratação e reposição de sais perdidos, as cãibras não davam trégua e me davam mais raiva ainda, porém comecei a questionar até onde eu iria. Levantei-me e parti para mais um trecho. Sempre acompanhado de um biker, e, antes dessa parada, tive a honra da presença da Solange, massagista, que me fez companhia por mais de 21km. Parti na companhia de outra corredora, Fran, uma atleta forte e determinada. Ela adotou uma estratégia dela, que consistia em falar o mínimo possível, me dar suporte e manter um ritmo tanto de corrida, quanto caminhando, ambos elevados. Prosseguimos em busca da pior subida da corrida, a subida da Barragem do Paranoá. Antes de chegarmos lá, o caminho estava cada vez mais difícil e as cãibras mais acentuadas, mas eu também não baixava a guarda. Conseguimos impor ritmos em diversos momentos. A vista que tínhamos era o Lago Paranoá, com suas capivaras tomando um banho de sol, capivaras essas que mais pareciam uns ursos, mas estavam ali pacatas e relaxadas, curtindo o sol e observando esses atletas passarem, cada um no seu estilo e na sua determinação.

"Talvez um dia eu não corra mais corridas longas, mas esse dia ainda não chegou".

Meu maior troféu não é mensurável. Conquistas são subjetivas.

Superar-se vai além de obter resultados. O conhecimento obtido não tem preço. Costumo dizer que você chega uma pessoa nas corridas e sai outra pessoa. Não importa a distância - dê o seu melhor. Não importa a opinião alheia - busque pessoas que lhe apoiam, busque instruções corretas, siga os treinos, mas não deixe de colocar a sua dose de insanidade. Talvez você ouça muitas opiniões negativas, mas mesmo assim, persista, insista, faça o que o seu coração ordena, mas dê uma passadinha no cardiologista antes. Vá lá, conquiste o seu troféu, conquiste a sua história, supere os seus medos, mas faça valer a pena.

Ao completar a ultramaratona e a maratona dentro da mesma semana, percebi que o desagaste é grande, mas isso era o mais óbvio, porém o melhor foi contar com o apoio incansável de diversos grandes amigos e saber que conquistei outros também. Ver pessoas chorando com a minha conquista, foi meu maior prêmio. Minha equipe de apoio, que esteve, literalmente, comigo durante o percurso da prova, foi fenomenal (Aline Kristina, minha namorada e meu alicerce; Francisca Maria de França Viana, conhecida como Fran, Nádia Nonata de Santana, Laura, Mari, Solange, Nivaldo dos Reis Calçado, meu pai), meus amigos que me deram um apoio impagável (Edinaldo Máximo dos Santos, conhecido como Edi, Tiago Floripa, Maura Célia de Lima, Elysangela, Rosilene Soares de Alencar, vulgo Rose, Yldene Farias de Lima, conhecida como

Chegamos à Ermida Dom Bosco e, ali, tínhamos alguns caminhos a percorrer até aquele monumento chamado de Ponte JK ou 3ª Ponte. Diversos caminhos residenciais nos dividiam até chegar aos 70 quilômetros. Nesse momento, pensei em parar e agradecer a todos pelo apoio. Tinha medo de terminar a prova e imaginar o que poderia ocorrer após a linha de chegada, tinha vontade de prosseguir, tinha receio de desapontar todo meu apoio e todos aqueles que, mesmo com dúvidas, acreditaram no meu potencial, simplesmente, tive medo, mas não me permitia, também, me desapontar. Prossegui, oscilando entre momentos de tentativas de corrida e momentos de superação extrema. Minha cabeça e meu coração me guiavam, os músculos pediam permissão para atuar, as vontades sobrepunham às fibras musculares e desenhavam o caminho e o cansaço, este pedia bênção ao coração. Percebi, então, que eu podia ir mais além. E, em momentos de desespero, a vontade falava mais alto. Observava minha amiga Fran, que ia sempre à frente, e pensava, jamais vou desapontá-la e, ao falar isso, via nela todos que estavam ao meu redor e sempre estiveram ao meu lado. Em um determinado momento, o músculo da coxa, aquele músculo que faz a voltinha da coxa na parte da frente, se repuxava de tal forma, que parecia um UFC da musculatura. Nesse momento, estávamos, somente, a Biker Laurinha, Fran corredora e eu. Deitei-me em uma sombra e esperei os "solavancos" passarem. Tomei mais um gole de água, água de coco e Gatorade. Levantei e prossegui sem olhar pra trás.

Observamos que estávamos no caminho certo ao vermos que a ponte estaria mais próxima. Naquele momento, pensei que eu jamais iria desistir. Alguns quilômetros à frente, encontramos parte da nossa equipe de apoio, e, novamente, recebi aquele apoio mais que merecido. Descobrimos que a ponte estaria mais perto e lá, teríamos mais uma parada. Entramos em uma rua no Lago Norte e de lá era possível enxergar o reflexo do sol nas águas do Lago Paranoá. Uma imagem sublime. Descobri então que o acesso até o final da rua que nos levaria a ponte JK possuía uma passagem off road e, com isso, nossa biker seria prejudicada. Fran e a Biker se auxiliaram nessa travessia, Solange, a massagista, estava conosco nesse momento e me acompanhou na trilha, não me deixando parar. Dessa forma, conseguimos dar prosseguimento ao percurso. Fran e Laurinha ficaram por conta da Bicicleta, que apresentou um pequeno problema, mas Fran pôde auxiliar e consertar a Bike.

Na reta final da Ponte JK, meus músculos cederam e pude dar um "Sprint", passando Fran e Solange. Do outro lado, estavam a nossa espera, meu pai, Keka, Aline e Nádia. Chegamos e nos concentramos para as reposições de energia. Já fui logo deitando e esperando os cuidados, gelo, massagem, frutas, coca-cola, pomadas, spray e etc. Recebi diversas mensagens de apoio que eu ouvia através do telefone da minha namorada, e com isso não pude me conter. Juntei mais forças e sabia que completaria a prova de todas as formas. A realidade é que nunca saberemos o que nos espera, até realmente enxergarmos a linha de chegada. Acredito que todos os grandes esportistas tenham o seu medo em particular, porém acho que todos sabem que não sabem se completarão aquele desafio e o que eles têm em comum é que sabem o que fizeram para chegar ali e que o seu melhor, eles com toda certeza, vão exercer.

O meu fanatismo por esporte vem desde quando eu aprendi o que se pode fazer com o esporte. Desde o amador até o profissional temos o carinho e o prazer da presença daqueles que torcem com a gente e para a gente. Somos doutrinados a ser avaliados e a ser testados, buscamos o prazer e a perfeição, sendo que ambos possuem contextos e definições divergentes. Aprendi com o Ayrton Senna, melhor piloto da história da F1, a tentar crescer como ser humano, como pessoa e como profissional. O esporte sempre será uma interface a todos que deleitam um pouco de sua oportunidade. Aprendemos muito, fazemos grandes amigos e até mesmo nos reinventamos. Costumo dizer que toda minha expertise foi criada em consonância com o esporte, seja ele o xadrez até mesmo o jiu jitsu. É factível aprendermos diversos conteúdos sem aplicarmos no futuro e assim vale para o esporte, porém o esporte lhe doutrina da forma mais evidente, pois conta com a memória fotográfica.

Por fim, estávamos na altura do Lago Sul, próximos à ponte Costa e Silva, e, ali, as dores eram mais intensas, mas a vontade era tanta que eu sabia qual seria o final. Com isso, fiz mais duas paradas para uma revitalização rápida e prosseguir sem gastar mais tempo, porém cada vez que eu deitava para receber os cuidados eu não conseguia levantar de forma natural e era necessário o auxílio de todos. Assim fizemos e eu consegui levantar e retomar as atividades. Não pense que as dores sumiram; elas estiveram ali todo o percurso, após os 27 km. Nunca senti tantas dores em comum acordo, conforme a solicitação momentânea e esporádica dos músculos como foram essas. Fui alvo das dores em todo o percurso. Segui em frente e colocamos um ritmo forte de caminhada, no estilo marcha atlética, não deixando o pace passar de 8km/h, mesmo sabendo que seria difícil - resolvi encarar e me dispor a forçar o ritmo da caminhada, para poder chegar o mais próximo possível do tempo previsto, porém eu já sabia que não chegaríamos a tempo.

No KM 70, na altura da ponte JK, solicitei a minha namorada que ligasse para nossos amigos que estavam na linha de chegada e avisasse à Organização do evento que eu chegaria, mesmo

Passamos o Pontão, e a noite nos presenteava com um céu repleto de estrelas e o clima estava agradável, as dores persistiam e o desgaste era mais nítido ainda. Acho que a essa altura, já havia perdido uns 7kg, mesmo com todo cuidado e com toda alimentação. A chegada estava perto, mas ao mesmo tempo longe. Seguimos firmes e fortes, Fran, meu pai e eu. Passamos a ponte Costa e Silva e seguimos pela L2 sul, muito movimentada, muitos carros, o prazo da prova já tinha esgotado, estávamos chegando a 12 horas e 30 minutos de prova, 1 hora a mais do tempo máximo estipulado pela organização. Resolvemos não parar mais e seguir até o fim e assim o fizemos. Aproximando a chegada, avistei muitas pessoas ainda no local, muitos amigos e aquele sinal de festa. Todos muito emocionados e eu sem forças para chorar. Criei coragem e uma força a mais, parti correndo para cruzar a linha de chegada. Márcia Rosa e sua assessoria estavam no local celebrando a chegada do seu atleta, Felipe, que tinha chegado 1 hora a menos que a minha chegada. Pegaram a faixa de chegada, as medalhas e estavam ansiosos pela nossa chegada, não só minha, mas de toda equipe de apoio.

Ao cruzar a faixa de chegada e receber as medalhas, não acreditei que se havia passado 13 horas e 30 minutos de corrida, um dia todo em função da atividade, superando os obstáculos, para atingir um objetivo pessoal. Por fim, pude agradecer a todos. Só queria sentar e relaxar, estava muito cansado, pouco enjoado e com algumas dores. Passava das 19 horas, ofereceram-me uma galinhada, porém eu não conseguia comer, o corpo ainda estava sob efeito dos alimentos líquidos e mais leves, com isso tentei comer um pouco, mas não consegui. Agradeci a todos novamente, tiramos muitas fotos, abriram um champanhe e comemoramos entre lágrimas e sorrisos. Nunca vou esquecer o rosto da Rosilene Soares de Alencar, conhecida como Rose, que, ao olhar-me, chorou como se fosse ela a completar a prova. Eis, ali, um dos momentos que valem todo nosso esforço, uma pessoa magnífica que o esporte se encarregou de me apresentar. A expressão de todos não sai da minha cabeça, mas a reação dela foi inevitável; também não posso deixar de citar a expressão do meu amigo Edi, que olhou pra mim, colocou as mãos em seu rosto e falou: "Você é doido!" Momentos inesquecíveis e incríveis. Partimos de lá para o hospital, pois por recomendação da nutricionista eu tinha que tomar soro, pois me recuperaria mais rápido. No outro domingo, eu tinha a maratona de Porto Alegre. No hospital, o médico passou um medicamento para náusea, dor e 2,5 litros de soro, que, realmente, auxiliaram em tudo. Por volta das 3 horas da manhã, estávamos chegando em casa, para finalmente descansar e encarar a semana de trabalho. Faria tudo novamente e passaria por tudo novamente. Uma das maiores riquezas que possuo se chama história e com ela vou enriquecendo a cada dia, fazendo maluquices, ou servindo de exemplo para mais pessoas. Espero sempre dar o meu melhor e, se fracassar, jamais desistirei.

Viajamos para Porto Alegre na sexta-feira, 11 de junho de 2017, chegamos tarde da noite e contamos com um apoio incrível do Geziel Vírgilio Francisco, Jennipher Resende Damas e seu filho Matheus Resende Francisco, amigos que fizemos em outra corrida, a Night Run, em Florianópolis, que ocorreu em janeiro de 2017, um verdadeiro Reveillon fora de época; ficamos hospedados na casa dos pais do Thiago Resende, Selmo dos Santos Damas e Neci Gene Resende, em Imaruí, a 100 km de Florianópolis. Curtimos todo aquele ambiente caseiro, fizemos churrasco, tomamos aquela cerveja gelada. Os atletas para Night Run eram: Thiago Resende, vulgo Floripa, Aline Kristina, Marcílio e eu que estava ali para curtir a viagem e incentivar os atletas, bem como Geziel, sua esposa e seu filho. A corrida seria no sábado às 21h. Partimos cedo de Imaruí e fomos para o local da corrida, que consistia em percorrer 5km ou 10km partindo da praia do Costão do Santinho em direção à praia dos Ingleses, tudo pela areia da praia. A largada com uma queima de fogos incrível e uma torcida diferente, as ondas do mar, que ditavam o ritmo dos participantes da prova, o DJ tocava uma música boa e contagiante. Ali, estávamos para mais esse desafio, porém eu estava fazendo 10km/litro nesse dia. Tivemos o prazer de ver Aline Kristina levantar mais um troféu, 1º Lugar nos 5km. Voltamos com a sensação do dever cumprindo e eu, pronto para continuar a resenha com cerveja, camarão e peixe fresco, aquela comida com gostinho caseiro e a vista para o mar. Em Imaruí, fizemos amigos e conhecemos uma grande família, família humilde e muito receptiva. A grandeza de pequenos gestos e de um simples café a gosto dos "hóspedes" não têm preço. Geziel, com seu espírito desbravador dos sete mares, nos convidou para um passeio de barco no domingo, meio chuvoso, mas nada que nos atrapalhasse. Muito bacana presenciar o talento e o gosto das pessoas por atividades atípicas do nosso dia. Geziel organizou o barco, baixou-o na água e solicitou que todos estivéssemos a bordo, impondo-se com as cordas que guiavam o barco e conduziu-nos "mar a dentro". Curtimos o vento no rosto, as belas paisagens, fizemos poses nas pedras, observamos a grandeza da natureza e conhecemos mais um pouco daquela riqueza escondida, cheia de história, com sabor de infância, narrada pela família do Thiago Resende e com um protagonista cheio de sonhos e de grandes aventuras chamado de Floripa. Ao chegarmos em POA, junho de 2017, Geziel já nos esperava com aquela cervejinha gelada e a casa aquecida para nos abrigar do frio, reencontramos a família, Jennipher e Matheus, que ali se encontravam acordados. Colocamos o papo em dia, bebemos uma cerveja, adaptamo-nos em relação ao frio e começamos a nos preparar para mais uma grande aventura. Aline Kristina estava preparada para mais 5 km de velocidade e eu, para vencer mais um obstáculo, completar uma maratona após uma ultramaratona em menos de uma semana. Relembrei-me da nutricionista, Érika Reinehr, falando que havia a possibilidade de que eu quebrasse nessa prova, pois o tempo de recuperação, que não existiu, era muito curto para duas provas de alta intensidade. Estava novamente tenso, apesar de ter-me dado a liberdade de poder beber algumas cervejas nos dias anteriores, afinal já estava no êxtase da conquista e de superação da ultramaratona no domingo do dia 04 de junho de 2017, exatamente menos de uma semana.

Conhecemos Porto Alegre com a visão do nosso amigo Geziel, aprendemos que não podíamos parar nos semáforos, quando escurecesse, aprendemos o fanatismo das torcidas do Grêmio e do Internacional, admiramos os estádios dos dois clubes e, inclusive, naquele sábado, ocorreria um jogo no estádio do internacional. Os preparativos ocorriam bem antes da partida, os ambulantes exibiam já os seus produtos para comercialização: blusas, bandanas, apitos, pipocas, águas e bebidas para todos os gostos. De certa forma, o estádio estava cada vez mais vermelho, não só em sua decoração, mas pela região que a cerceava, seus torcedores, comerciantes, crianças e todos os produtos que ali estavam para o deleite dos admiradores do futebol.

Fomos conhecer o shopping, onde nosso amigo Geziel possui a loja do MiniKalzone, fizemos um lanche e propus um brinde com um bom e gelado chopp. Aline Kristina, estava concentrada para o dia seguinte e eu pensando em sobreviver aos 42 kilômetros e 195 metros, pensando se as cãibras iriam aparecer ou se as lesões iriam me acompanhar, afinal durante a semana não fiz atividades fortes, somente atividades regenerativas e sem impacto. O clima estava frio, porém não tanto quanto na meia maratona de Florianópolis, que corremos em 2016, onde tivemos uma largada a 0° grau, uma das corridas que o frio, realmente, pegou-me de jeito; quase parei de correr no Km 18 devido as minhas mãos estarem congelando. Na largada, em Porto Alegre, Aline e eu nos dividimos, pois as largadas eram em horários diferenciados; semanas antes, eu havia encomendado um blusa de manga longa com um tecido mais quente para correr em temperaturas frias e ali estava eu, equipado graças à experiência na Meia Maratona de

Florianópolis de 2016. Touca apropriada, luvas, calça térmica, óculos e um tênis mais leve com uma meia leve também. Sentia-me um verdadeiro guerreiro pronto para guerra, todavia não tinha confiança na resposta que meu corpo daria. Pelo fato de não ter me cuidado tanto para essa corrida, já estava com uma sensação de culpa e realmente eu daria o meu melhor. Após a ultramaratona, eu desandei na alimentação e nas comemorações com cerveja; tudo era motivo para comemorar ou bebemorar. Anunciada a largada, ali estávamos, prontos para mais esse desafio; antes de passar a largada, avistei Aline Kristina, preparando-se para a sua largada, comunicamo-nos pelo olhar, trocamos desejos de sorte e beijos a distância. Verifiquei o relógio, redobrei as bênçãos com o sinal da cruz, acalmei a mente e o corpo e cruzei a linha de largada. Daquele momento em diante, começava um novo estudo corporal, deixar a corrida fluir, curtir um novo habitat e cruzar a linha de chegada, tentando fazer o melhor tempo, ou, ao menos dentro do tempo de prova, 05 horas e 30 minutos (o tempo limite para essa prova). Mesmo com todas as dificuldades, a cidade nos presenteava com uma estrutura harmônica e muito bem cuidada, praças com símbolos e características singulares, muitas das quais eu não tive o prazer de saber mais a fundo, mas pude admirá-los ao passar por cada um. Pistas largadas, bem sinalizadas, muitos staffs, uma organização impecável, os funcionários muito calorosos e a cidade participando desse evento. A corrida não era simplesmente uma corrida, mas sim um evento da cidade, famílias com portões decorados, cartazes de boa sorte, incentivando com palmas, com frutas e degustando seu chimarrão para aquecer do vento frio da manhã, afinal a largada foi às 6 horas da manhã. Percorri 15 quilômetros de forma cautelosa e sem muitos problemas, mas as lesões deram sinais de vida, a dor na canela estava de volta. Procurava uma forma atípica de pisar, tentava encaixar um ritmo diversificado e não deixava o pace diminuir tanto. 21 quilômetros se passaram e as dores começaram a ser mais frequentes, redobrei os cuidados com água, cápsula de sal, gel, para que o corpo tivesse sempre energia suficiente e não se abalasse mais: cabeça e corpo são um só, mas a interação entre os dois é o segredo das corridas longas. Muitas vezes, **a cabeça não sabe que o corpo está cansado**. Às vezes, o corpo está mais forte que a cabeça, aquele momento que você está correndo, mas quer descansar devido às mensagens que a mente manda para o corpo: estou cansado, estou exausto, a semana foi cansativa, porque mesmo estou aqui. Muitas vezes estamos cansados, mas a cabeça não deixa você parar e você sabe que aquele momento é passageiro, você cria forças, respira, pensa em todos que estão te apoiando e cria forças de onde não tem. A maior preocupação era quando atingisse os 30 km, afinal esse é momento que a grande maioria começa a dar sinais de desistir da prova, o corpo já está sob alta influência do desgaste e às vezes a cabeça pode não estar no melhor dia, no entanto, passei os 30km e continuei, sempre me auto avaliando e pensando se realmente eu conseguiria terminar mais esse desafio. Estava muito feliz em estar naquela cidade, uma semana após um dos maiores desafios da minha vida, enfrentando mais uma grande e emocionante corrida. No quilometro 37 deparei-me com outro corredor que me deu força e conversando em meio ao percurso, comentei com ele da loucura dos 100km e ele estava contente com a participação dele na corrida. Fomos juntos até o quilometro 39 e de lá segui sozinho, pois estava com pace mais baixo que o dele, comecei a avistar pessoas com sorrisos enormes e com a medalha no peito, inclusive uma das medalhas mais bonitas que já tive o prazer de colocar no pescoço, e nessa hora concentrei na corrida e dediquei-me a melhorar minha performance para poder chegar com estilo e curtir a linha de chegada. Os últimos 2 quilômetros e 500 metros foram totalmente desafiadores, pois a dor na canela direita vinha com mais força a cada pisada, a emoção tomava contada, os olhos marejados, a força de vontade de cruzar a linha de chegada era enorme, para cada passada a sensação era de uma martelada na canela direta e assim fui até avistar o pórtico de chegada e nessa hora a emoção foi a tona, um passo de cada vez, com pace alto para a ocasião, lágrimas percorrendo o rosto, coração se enchendo de alegria, aumentando mais e mais a velocidade, o bom e velho Sprint final. Cruzei a linha de chegada e pude encontrar com a Aline, minha namorada, lá estava ela feliz com a sua conquista e eu emocionado com a superação de completar mais esse desafio.

DE VOLTA AOS TREINOS

Nunca se permita parar o que estava fazendo por opção; não há nada mais doloroso que começar e recomeçar, portanto persista!

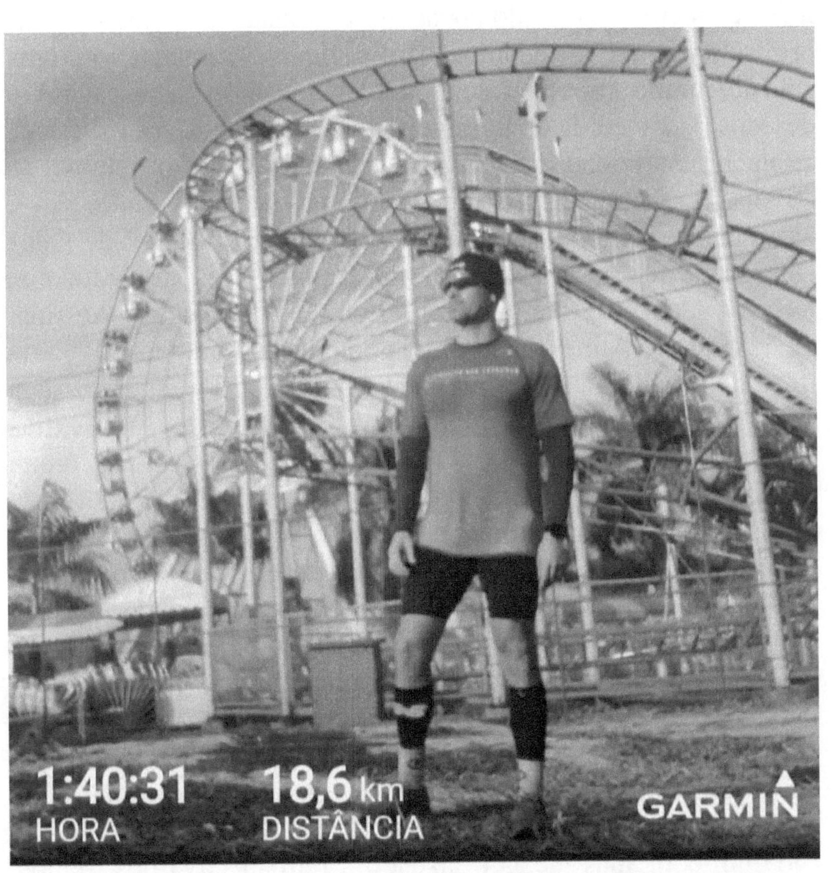

1:40:31
HORA
18,6 km
DISTÂNCIA
GARMIN

4 meses se passaram após a Ultramaratona e a Maratona de Porto Alegre. No mês subsequente a esses dois eventos, que ocorreram na mesma semana do mês de junho, minha imunidade estava muito baixa e, com isso, no meu tempo de descanso de 1 mês e meio, solicitado pela nutricionista e pelos demais profissionais que me acompanharam, fiquei 3 semanas com uma sinusite muito forte, ou seja, trabalhei a base de remédios e descansei na medida do possível; literalmente, o descanso estava atrelado às atividades físicas. Na metade de agosto, retomei às atividades na academia, de forma gradativa e muito leve, exatamente, como se eu nunca tivesse praticado atividade física anteriormente, mas mesmo assim, após 4 dias de academia, tornei a adoecer e tive mais uma semana de "castigo". Ao final de agosto, a Aline tinha uma competição em Goiânia e já tínhamos marcado nossa ida para lá; tive uma semana pesada antes dessa corrida, com muito trabalho e alguns eventos extras do trabalho o que me resultou em pouco descanso e muita agitação. Fomos para Goiânia, no sábado, dia 26 de agosto de 2017, lá chegando ao final da tarde e fomos preparar para a corrida do dia seguinte. Éramos 4 pessoas no carro: Aline, Nádia, Fran e eu. Chegamos ao hotel, deixamos nossas coisas e partimos para um shopping em busca de uma alimentação rica em nutrientes para o dia seguinte, porém lá estava eu procurando uma cerveja e uma carne, pois, além da fome, estava "esbagaçado", expressão usada pelo meu grande amigo Floripa. Após jantarmos, fomos encontrar outros amigos no hotel onde estavam hospedados e compartilhamos as expectativas de todos, cada um com suas metas e fazendo a retrospectiva dos treinos, pensando no dia seguinte, querendo ouvir a largada e querendo comemorar as conquistas. Aparentemente, eu não iria correr, aliás, correria o quanto desse conta, pois estava fora das corridas de rua devido ao descanso e as semanas de sinusite e eis que um

dos amigos fala o que eu não poderia ouvir: "Tem um kit sobrando aqui, um amigo nosso não veio. Por que você não corre no lugar dele?". Gostei da ideia e prontifiquei-me para correr no lugar dele, porém ao me entregar o kit, (ele, o amigo) era para 42 km e lá estava eu me coçando por dentro para encarar mais esse desafio.

Fomos dormir. Aline não dormiu bem, pois teve desconfortos intestinais e a Fran, também; sabíamos que a corrida seria, novamente, uma superação para cada uma delas.

Acordamos cedo e partimos para a corrida após um café leve e composto por alimentos que não prejudicassem as atletas. Lá estava eu sem saber quanto correria. Deixei-me levar pelos quilômetros e percorri 21 km de muita subida. Por incrível que pareça, não tive dores e nem desconforto nessa corrida; completei-a em 1h53min de prova, um tempo bom e normal para um amador e, no meu caso, excelente pelo despreparo. Por fim, ao completar a linha de chegada encontrei a Aline, que, ao me ver, sorriu e falou emocionada da sua conquista, garantiu mais um lugar no pódio, mais um troféu e o melhor de tudo, superou todos os desconfortos da noite e a incerteza se iria completar a prova. Fiquei muito feliz com a conquista dela, abracei-a e curtimos aquele momento muito prazeroso. Fomos aguardar a chegada da Fran, que estava para completar a sua 1ª Maratona e todos estávamos ansiosos. O sol estava forte, a prova com certeza não foi fácil e, naquele momento, dei-me conta que foi bom não ter arriscado a completar a maratona, pois, com certeza, eu poderia agravar os quadros das lesões. Eis que ela surge e completa a prova, também conquistando um lugar no pódio, superando todas as expectativas e comprovando a sua capacidade e força em vencer os obstáculos. Dentre outros amigos que estiveram conosco, em Goiânia, vários foram para o pódio e garantiram uma excelente premiação, troféus por categoria e geral. Despedimo-nos de Goiânia e tínhamos que retornar para Brasília, afinal, o domingo nos esperava com todos os compromissos para a semana. Almoçamos, fizemos aquela resenha e partimos.

Em setembro, recomecei o processo de retorno à academia, pois sentia minha musculatura muito fraca em função do que perdi de massa magra nas duas corridas; estava sem resistência, mas consegui retomar de forma bem leve. Procurei o direcionamento do "Youris", grande amigo e profissional da área de educação física, para me orientar nessa fase de retomada, porém setembro é o mês do meu aniversário e, com ele, muitas comemorações. Comecei um processo de "comemorações" e encontros com os amigos. Os treinos foram moderados e as corridas ficaram um pouco de fora. No final de setembro de 2017, viajamos para o Rio de Janeiro, para encontrar grandes amigas que não via há anos. Aline e eu partimos para uma turnê. Chegamos ao Rio de Janeiro, na sexta-feira dia 29 de setembro de 2017, por volta das 13h. Fomos ao Cristo Redentor para pedir aquela bênção e turistar. Saímos da capital por volta das 18h30min, em direção a Cabo Frio, Região dos Lagos, local onde a Bruna, Brenda e Bárbara residem. Chegamos no final do dia e fomos descansar, pois a viagem foi longa. No sábado, fomos dar um passeio em Arraial do Cabo, uma caminhada de 2 horas por todas as praias, pegamos um ônibus de Cabo Frio para Arraial do Cabo, aproveitei para medir a distância entre as duas cidades, almoçamos em Arraial e voltamos para Cabo Frio. Fomos a uma festa e de lá fomos para uma cervejaria, ao final do dia, no Canal, local que reúne diversos bares, boates e restaurantes. No domingo, pela manhã fomos treinar. Levantei-me com aquela "ressaquinha marvada", mas eu tinha uma vontade enorme de sair correndo por locais que não conheço. Lembro-me de uma vez, em uma corrida de rua, em Brasília, onde dois rapazes conversavam e eu, ali ao lado, fui escutando. Um deles falava que em todas as viagens jamais esquece os tênis e uma bermuda para correr, pois assim ele consegue conhecer locais inéditos correndo e assim o fiz. Falei para as meninas que iria fazer um trote mais longo para eliminar um pouco da cerveja e saí correndo em direção a Arraial do Cabo, local que já tinha conhecido por outras vezes, em outras viagens. Percorri o centro de Cabo Frio e fui seguindo, sentindo a maresia, o sol estava ótimo, por volta das oito horas da manhã. Na saída de Cabo Frio, há um vilarejo que percorre uma orla, fui pelo acostamento dividido entre as casas e a pista e, pelo caminho, aquela areia de praia. Segui o caminho e, obviamente, a sede bateu. Encontrei um grupo de senhoras da igreja que estava recepcionando os transeuntes com café, água e alimentos. Pedi um copo d'água e fui prontamente atendido por elas, conversamos sobre o clima, sobre Brasília, sobre corridas, tirei fotos, agradeci e segui meu caminho, um trajeto onde você podia sentir a umidade do ar, o sol começando a ficar mais intenso e a mistura de vento, brisa e calmaria. Nesse momento, fez sentido o que o rapaz falou naquele dia, "poder conhecer lugares únicos correndo". Agradeci por todo caminho a oportunidade de poder desfrutar de algo de forma diferente e grandiosa; nem sempre a corrida terá só objetivo competitivo. Chegando em Arraial do Cabo, fui em direção à praia de nome "PRAINHA", uma praia que fica bem na entrada, tomei um banho de mar, curti aquela brisa, a ressaca já não era mais um integrante naquele passeio, novamente, agradeci e refleti o tanto que o esporte vem me agraciando com momentos incríveis.

Talvez você se pergunte um dia "o porquê" daquilo que esteja fazendo, mas eu só posso dizer o seguinte: se for algo que lhe está trazendo benfeitorias, siga em frente; caso seja algo que não lhe agrade, pare e repense; não seja também tão severo com você; tudo tem uma explicação, mesmo que ela não seja a melhor. Costumo relembrar um período que fumei cigarros, uma certa ironia do destino, afinal eu sempre fui do esporte e abominava o cigarro por diversos motivos, dentre eles - tive bronquite quando mais novo.

A maioria dos meus amigos fumava e, entre uma saída e outra, acabei brincando de dar uns "tragos" e, com isso, veio o hábito, que para muitos é sinônimo de prazer, mas para mim era contraditório, pois eu fumava na "balada" e/ou nas visitas à casa de alguns amigos. No outro dia saía para correr, pois achava que a corrida limparia a fumaça suja que eu havia tragado. Quando me dei conta, passaram-se seis anos nessa inconsistência entre fumar e sempre buscar um esporte, até que, um dia, conscientizei-me de que aquilo não me traria benefício algum e, por fim, parei de fumar.

Retornando para Cabo Frio, cheguei à casa das minhas amigas; no caminho de volta, passei pelas minhas novas colegas de corridas e bons papos, o grupo da igreja que estava recepcionando os transeuntes, tomei mais uma água, fazendo jus àquela nova conquista. Pode parecer pouco, mas realizei mais um dos meus sonhos - fazer essa travessia que um dia prometi a mim mesmo.

ENCARANDO NOVOS DESAFIOS

Somos moldados pela repetição desde pequenos e, quando buscamos novos desafios, somos taxados de loucos. É um prazer ouvir a expressão: "Você é louco?" Seja louco!

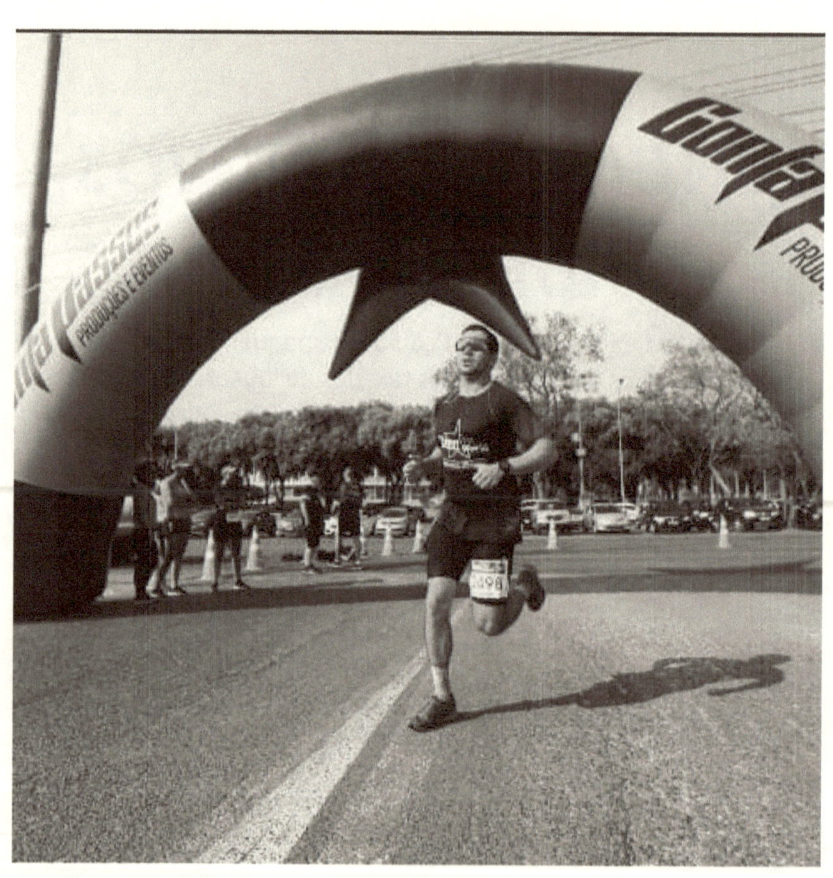

Em meados de junho de 2018, retomo uns trotes, almejando o maior desafio que iria encarar. Ao menos nessa época e devido às condições, essa seria uma prova bem marcante e desafiadora, a Serra do Rio do Rastro em Santa Catarina, uma corrida desafiadora e respeitada por todos que praticam corrida de rua. Ao iniciar os trotes, as dores vieram e com elas o receio de correr. Por coincidência, a academia que eu treinava iniciou uma competição para acumular Km na esteira. A regra era simples, sempre que algum aluno da academia fosse executar algum treino na esteira e tivesse interesse em participar do evento, era só chamar um instrutor e pedir para que ele fizesse a devida anotação da distância percorrida O aluno mostrava a esteira desligada e iniciava a atividade e, quando chegasse ao final, era só chamar o instrutor e o mesmo iria efetuar a anotação, validando a participação. Independente se o aluno fosse caminhar ou correr, o que iria importar era a quantidade de quilômetros que conseguiu acumular em 30 dias. Não pensei duas vezes e busquei, ali a descontração e a motivação para cada dia. Caso eu fraquejasse em um treino, buscaria forças para me dedicar a essa competição e, com isso, evoluir gradativamente.

Agosto de 2018, iniciei um processo da certificação da VIVO, certificação essa que consistia em fazer um diagnóstico dos problemas de diversas áreas e elencar um problema raiz para tratá-lo, desenvolvendo assim um projeto para conseguir uma certificação em Gestão de Projetos. E, em meio a essa certificação o MBA, que eu estava cursando, estava entrando na fase elaboração do TCC, também. Julho desse ano, tive uma promoção no trabalho para uma área onde eu atendia mais de 350 pessoas de forma indireta, um suporte às vendas que eram efetuadas no Comércio Varejista. Desbravando um novo caminho no trabalho, buscando uma luz para o TCC e iniciando um novo desafio nesse projeto de certificação, processo esse que é entendido como uma graduação profissional, porém que exige uma dedicação tanto quanto qualquer outro curso. Para minha sorte, o MBA e essa certificação estavam na mesma ótica, Gestão de Projetos. Já, meu novo cargo exigia muito da minha resiliência e velocidade para suporte, uma dedicação de 14h por dia, desde a abertura da primeira loja até o fechamento da última, lojas de rua e shopping, estando conectado, virtualmente, e dando suporte a mais de 350 vendedores, vendedores do Comércio Varejista das grandes redes, em vendas de serviço de telefonia móvel. Não obstante a isso, setembro estava chegando, e, com isso, um desafio que eu sonhava, a Serra do Rio do Rastro, em Santa Catarina, Uphill Marathon, uma corrida que exige esforço e dedicação. 42km195m com uma altimetria de 1420 metros de altitude, o ar ficando rarefeito a cada passada, o clima que pode oscilar e ventos que podem atrapalhar e muito a cada quilômetro percorrido e eu não estava na minha melhor forma física e com a cabeça a mil. Precisava de um tempo para treinar e focar na prova, afinal como realizar um sonho tão esperado sem estar no mínimo preparado? Para ter acesso a essa corrida é necessário uma pré-inscrição, que, geralmente, ocorre ao final das edições, ou seja, é sempre um ano antes da próxima edição. Após isso, ocorre um sorteio e após o sorteio, caso você seja sorteado, efetua a inscrição. Em 2017, consegui ser sorteado, namorei essa pista por 3 anos e, enfim, iria desfrutar de toda dificuldade e beleza desse momento. Conheci essa prova através de um vídeo que compartilharam comigo, onde logo de início, um sapo coaxava num lugar escuro. Após essa introdução, há uma narrativa convidando os atletas a se desafiarem, exaltando que nosso maior estímulo é o medo e mostrando o corpo (percurso) da pista que todos têm receio de encarar, a famosa Serra do Rio do Rastro, onde a cada passada o ar fica mais rarefeito, as curvas são sinuosas e as subidas são íngremes. O clima pode ser um aliado ou um vilão, o frio é certo, pois, nesse período, o Sul recebe uma enorme frente fria, onde semanas antes várias cidades estão congelando. Um desafio que contagia os loucos por corrida e posso me incluir nessa leva de loucos por corrida e, principalmente, por corridas de distâncias longas. O prazer de poder se orgulhar em me superar é maior que a busca pelo troféu, ou pela disputa com outros praticantes do mesmo esporte. Obviamente, que é no nosso sangue a competição e na corrida temos uma competição silenciosa, muita das vezes, onde traçamos uma disputa em nosso adversário, muitas das vezes, desconhece, porém o prazer de ultrapassar aquele ou aqueles que desafiamos internamente. É gratificante e após passarmos um, já estamos em busca de outros.

Em agosto, viajei para São Paulo, para uma semana de curso, em prol do início da capacitação/certificação profissional, Lean Six Sigma, uma empresa voltada para capacitação de diversos profissionais, possui um selo de qualidade em meio a grandes empresas e certifica aqueles que participam de suas etapas, uma graduação dividida em 4 etapas, Yellow Belt, Green Belt, Black Belt e Master Black Belt. Nesse período, fiz o Green Belt, uma profissionalização que exige muito estudo e um aprendizado rápido. A semana em São Paulo foi rápida e com muito conteúdo, porém não pude absorver muito, pois estava ligado ao trabalho e todo o suporte que precisava dar aos demais vendedores. Pelo fato de ter assumido há pouco tempo a função, não conhecia muito os vendedores e, automaticamente, eles também não e eu precisava mostrar para eles que eu estava ali não só em palavras, mas estava ali para auxiliá-los de verdade. Sempre fui muito comprometido com as funções que exerci no decorrer da minha trajetória profissional e também pessoal, no entanto, sempre que me proponho a fazer algo, penso em como gostaria que os outros agissem comigo e sempre fui em busca da excelência. Já estou ali e posso dar o meu melhor, ou pelo menos buscar entender junto àquele que me aciona como posso auxiliá-lo da melhor forma. Nesse caso, eu era o suporte destinado a eles e precisava "provar" que era capaz de auxiliá-los no momento em que eles precisassem, porém era preciso estar apto e conectado para ajudá-los. Em agosto e nessa turbulência toda, não podia deixar de treinar, mesmo que fosse por pouco tempo. Iniciei agosto com diversos encurtamentos na musculatura e com um volume de corrida ínfimo ao que precisava.

Comecei a trotar 8km, na metade de junho de 2018, porém comecei a sentir uma dor na virilha direita, umas pontadas, e, também, dores na canela direita, bem como dores no joelho esquerdo. Foi então que procurei um grande amigo e profissional em Fisioterapia, Daltro Izaias, para recorrer algumas mágicas que ele conseguiria aplicar (Quiropraxia, Acupuntura, Fisioclínica e etc...) e com ele descobri esses encurtamentos que estendiam por diversos músculos e não somente do quadríceps (músculos que compõem a coxa). A recomendação dele era evoluir gradativamente 8%, por semana, em distância, mas isso não me daria a quantidade necessária. Comecei então a caprichar nos alongamentos, bicicleta e caminhada, tudo atrelado às corridas. Tive que partir para um tudo ou nada e montar uma estratégia para não lesionar até o dia da corrida, mas também saber o meu limite e como aplicá-lo no referido dia. Usei a competição da academia para me motivar e levar os treinos na brincadeira e, com isso, liderei a competição durante todo o mês de agosto, sempre colocando 20 a 30 km à frente dos demais competidores. Comecei a retomar a resistência e a força, as dores diminuíram um pouco, porém ainda existiam, tornei-me mais confiante e recebia um apoio daqueles que estavam na disputa da esteira na academia. Com a viagem para São Paulo, perdi alguns dias importantes de treino, afinal, às vezes, eu ficava mais de 2 horas na academia, sendo boa parte na esteira. Aumentei o ritmo faltando 10 dias, pois sabia que os últimos dias não poderia fazer nada, pois precisava guardar energia para o dia da corrida. A última semana que antecede uma maratona é recomendado que o atleta faça uma semana de treinos bem leves, ou seja, uma semana bem atípica do volume e ou ritmo que está fazendo nas fases de preparação, chamamos essa semana de semana do polimento, para que o atleta chegue com vontade de correr na prova. É recomendado que, nessa semana, aumente a ingestão de líquido, a reserva de carboidrato e o descanso. Como meus treinos não tinham sido tão eficazes devido a esse monte de atribuições que tive, fiz diversos cálculos para aplicar na prova, pois essa prova além de difícil, pelas condições climáticas e pelo grau de elevação, também possui tempos de corte que devem ser respeitados, ou seja, caso você não passe o quilômetro marcado dentro do tempo limite, você é retirado da prova.

A Uphill é uma prova dividida em 42 quilômetros 195 metros pela parte da manhã, conhecida como Uphill Marathon, 25 quilômetros a tarde, conhecida como Uphill Challenge e o Desafio do Samurai é percorrer as duas provas no mesmo dia, somando um total de 67 quilômetros, observando o regulamento de ambas as provas. Para Uphill Marathon há um tempo de corte no quilômetro vinte e quatro (24), onde cada atleta precisa ter passado abaixo de 3 horas, no Uphill Challenge o atleta precisa passar o quilômetro sete (7) abaixo de 50 minutos. Esses tempos também são usados para o Desafio do Samurai, porém o desafio requer que o atleta complete as duas provas em um total de seis

(6) horas; já, nas outras provas, o atleta tem o tempo total de seis (6) horas e quatro (4) horas para a Uphill Marathon e Uphill Challenge, respectivamente, observando os tempos de corte nas respectivas quilometragens. Por fim é chegado o dia da viagem, deixei a competição da academia com mais de 70 Km de diferença para o segundo colocado. Nesse momento, meu foco era 100% na pista mais desafiadora que eu iria colocar meus pés.

Sempre antes de uma corrida, fico tenso, afinal vem à cabeça diversas lembranças tensas sobre os medos que a Síndrome do Pânico já me proporcionou, no entanto, vem o medo de decepcionar as pessoas que estão ao meu redor e que me apoiam frequentemente.

Chegamos a Florianópolis na quinta-feira que antecedeu a corrida, alugamos o carro, fomos dormir, na casa do meu tio e da minha prima que sempre nos acolhem muito bem, quando estamos por lá, e, na manhã seguinte, partimos para Criciúma, cidade próxima de Treviso, Lauro Muller e Bom Jardim da Serra. Lauro Muller é o local de retirada do Kit da corrida e a largada dos 42km, que ocorre na manhã de sábado, Lauro Muller é a cidade que ocorre a largada dos 25km, que ocorre na tarde de sábado e Bom Jardim da Serra é o Alto da Serra do Rio do Rastro, ou seja, a chegada. Criciúma fica a uns 10 minutos de Treviso. Chegamos e já corremos, literalmente, para a retirada dos kits, logo na sequência já fomos para o hotel, fomos comer e nos situar na cidade. O clima é e está bem diferente ao clima seco de Brasília, afinal está úmido e frio, com uma chuva leve e com condições climáticas não tão favoráveis a quem vai correr uma prova dura onde as condições climáticas são instáveis e constantemente pregam peças.

No sábado anterior a essa prova, consegui encaixar um treino de 30 quilômetros abaixo de 3 horas, não estava do jeito que eu queria, mas eu tinha evoluído muito em relação aos trotes de 8 quilômetros 45 dias antes da corrida. Esse foi o tempo que treinei para essa prova, a dúvida na época era quantas outras oportunidades iguais a essa eu teria e porque eu não teria me preparado melhor. Simplesmente aceitei e é chegado o grande dia. Sábado, dia 1 de setembro de 2018, acordamos cedo e seguimos para nosso café, no hotel, em Criciúma. Minha namorada e eu estávamos ansiosos para essa corrida, ela por me dar suporte e eu por correr a prova que namorei por 3 anos. Seguimos para o local de largada, o clima estava frio, com cara que a chuva ia apertar, afinal já estava garoando. Fiquei no local da largada e ela seguiu o caminho para o ponto de corte, onde iria ficar aguardando, pois após isso a pista já estava fechada para o acesso a Serra do Rio do Rastro. Fiquei alojado no ginásio, a chuva apertava e cada vez mais forte, relâmpagos e trovoadas. Estava com mais dois amigos de Brasília, e reencontrei mais um, do Rio de Janeiro. Rapidamente, fomos atrás de sacos de lixo para nos proteger e não molharmos tanto no percurso, deixando para que isso fosse acontecer no decorrer da corrida, afinal com o excesso de água a corrida fica mais difícil e os incômodos, no decorrer dos 42.195 quilômetros, se tornam mais evidentes.

Posicionamo-nos para a largada, as roupas de frio estavam ajudando, o saco de lixo nos revestia e ajudava a nos proteger, tivemos todo o ritual de largada, com aquele vídeo que me fez chegar até ali. Estava emocionado, avistava traços da Serra, grandiosa, exuberante, difícil e convidativa. Foi dada a largada, mais de 2000 pessoas em busca dos tão sonhados 42km da Serra mais difícil. Minha tática estava montada, passar os 24km abaixo de 3 horas, isso me daria folego para encarar as subidas a uma velocidade lenta, porém eu não queria quebrar e abandonar, pois sabia que as dificuldades ali seriam muito maiores que em uma prova normal. Welington e eu partimos em um ritmo bom, o corpo foi se ajustando a cada passada, segui os intervalos de alimentação necessários, a cada 40 minutos, e a utilização do carbogel nos momentos corretos. Nosso foco era o ponto de corte. Vez ou outra, encontrávamos subidas íngremes e, vez ou outra, descidas na mesma proporção. Muitos se alegravam nas descidas, no entanto eu ficava ressabiado, pois um esforço maior na descida reque um esforço maior nas subidas, pois o desgaste aumenta, nem sempre recuperar o tempo na descida significa que você terá uma recompensa maior nos trechos mais difíceis, isso serve para qualquer corrida, pois o desgaste aumenta, outra estratégia que tínhamos era que não faríamos nada diferente daquilo que cada um havia treinado, nosso foco era completar essa prova dentro do prazo limite das seis (6) horas. Durante o percurso Welington e eu nos desencontrávamos, porém em outros momentos estávamos lado a lado. Antes dos 20 quilômetros era nítido ver pessoas bem cansadas, talvez pelo preparo ou talvez pela euforia, como mencionei anteriormente o ideal é fazer o que você treinou e não arriscar no dia do evento, pois o desgaste pode ser maior e com isso a possibilidade de abandonar a corrida é certa. Após o quilometro 20 tínhamos a certeza que não seríamos cortados e passamos os 24 quilômetros com 2 horas e 28 minutos, ou seja, tínhamos muito tempo para percorrer os 18 km finais. Quando você passa o pórtico dentro do tempo de corte, dá um alívio sem tamanho, boa parte do peso nas costas já ficou para trás, só há um porém nessa corrida, os últimos 8 quilômetros são as subidas mais íngremes que vamos encarar. Parte das subidas seguintes nos divertimos e contamos até piadas, no entanto, quando chegamos à primeira curva da Serra, ai sim soubemos qual seria o grande desafio, era isso mesmo, faltavam 8 quilômetros para vencermos a Serra, tínhamos praticamente 2 horas e meia para concluir a prova, meu maior desejo era completar a prova, o cansaço era nítido, as pernas estavam pesadas, o medo era grande e a ansiedade tomava conta. Algumas Vans subiam com outros colegas que não conseguiram passar o pórtico de corte lá no quilometro 24 e esses ao chegar lá em cima ganham uma moedinha de participação, prêmio esse que não queríamos. Estávamos destinados a levar nossa medalha com todo suor que pudéssemos deixar lá. O Welligton estava mais animado e menos desgastado, já eu estava bem cansado, porém a determinação falava mais alto. Seguimos as subidas, as curvas não acabam, o vento e o clima alternam, como se quisessem nos avisar o tempo todo para não estar lá, muitas pessoas com diversos sintomas, desde vômitos, cãibras, dores musculares, tonturas, hipotermia, porém outros com vontade, alegrias e sorrisos. Muitos carregavam histórias, muitos carregam dores, mas a grande maioria queria vencer a si mesmo. Pedi ao Welligton para que seguisse em frente, pois meu ritmo estava menor e as cãibras já tinham me encontrado, as panturrilhas estavam travadas e simplesmente caminhei sem pensar até que as dores e os incômodos passassem. Consegui aplicar um ritmo melhor e segui a subida, o tempo estava passando, porém tinha tudo sob controle. No quilometro 38 parei para tirar uma foto fazendo flexão, ali eu tinha certeza que nada mais iria me abalar. Eu já contemplava a Serra, delirava nas curvas, sorria e incentivava os demais, compartilhei os alimentos que eu tinha, compartilhei um Advil, pois vi uma mulher mancando, porém ela ia chegar, ela sabia disso e estávamos tão perto.

Enfim os últimos 2 quilômetros. Já escutávamos o som do Narrador, porém o eco da Serra nos ludibriava e sempre achávamos que seria na próxima curva, e com isso as subidas ficavam mais longas. A alegria e a emoção eram nítidas, o cansaço já era parte de todos, olhar para trás era sentir que sempre podemos mais. Enquanto o corpo apresentava sinais de cansaço, a cabeça tinha força para arrastar um batalhão. Segui dessa forma, pensando em quantas pessoas estavam ali comigo, pensando que aquele grito de alegria seria compartilhado com todos. Seria vencer os problemas para chegar lá e seria vencer os problemas físicos, bem como crescer como ser humano, por compartilhar de tantos momentos únicos com diversos outros que por vezes abdicaram de momentos para estar ali e mostrar que também são capazes. Faltam 500 metros, as pernas não obedecem, mas o coração já está na chegada. Falta pouco menos de uma (1) hora para terminar o tempo limite da prova, começo a querer trotar, mas as cãibras me seguram, não me deixei vencer e segui mancando e correndo na forma que dava até cruzar o pórtico de chegada.

Lágrimas rolaram, pessoas trocavam abraços sem pensar, com outras pessoas que nem sequer sabiam os nomes, emoção entre sorrisos, palavras de apoio, apertos de mão, muita gritaria e a emoção de receber a tão sonhada medalha. O frio, apesar de iminente, não era tão presente. Cruzei o pórtico com 5 horas e 15 minutos. Queria encontrar minha namorada e dar-lhe um beijo de agradecimento, queria gritar a todos que foi por eles, queria espalhar alegria e dizer que podemos ir além, queria confortar aqueles que já se sentiram impotentes por não poder ajudar naquele momento que mais precisaram, eu queria era poder compartilhar que naquele momento eu tinha recobrado as forças internas, obviamente o desgaste físico era enorme, mas a grandiosidade interna era imensa.

Encontrei o Welington, comemoramos e já corremos para o transfer, aguardando a hora da descida até encontrar com a Aline, afinal nosso maior desejo era poder nos agasalhar e comer algo, que desse sustância, pois o frio era enorme, mas nada foi mais gratificante que poder vencer a Serra do Rio do

Rastro, mesmo com todos os problema iniciais. Temos muito mais lembranças boas desse dia do que todas as adversidades que passamos.

SÍNDROME OU SÍNDROMES?

Os males nos fortalecem, nos engrandecem e nos consomem, seja consumido pela vontade de melhorar, seja consumido pela insanidade de se reinventar, seja você o escritor de uma nova história.

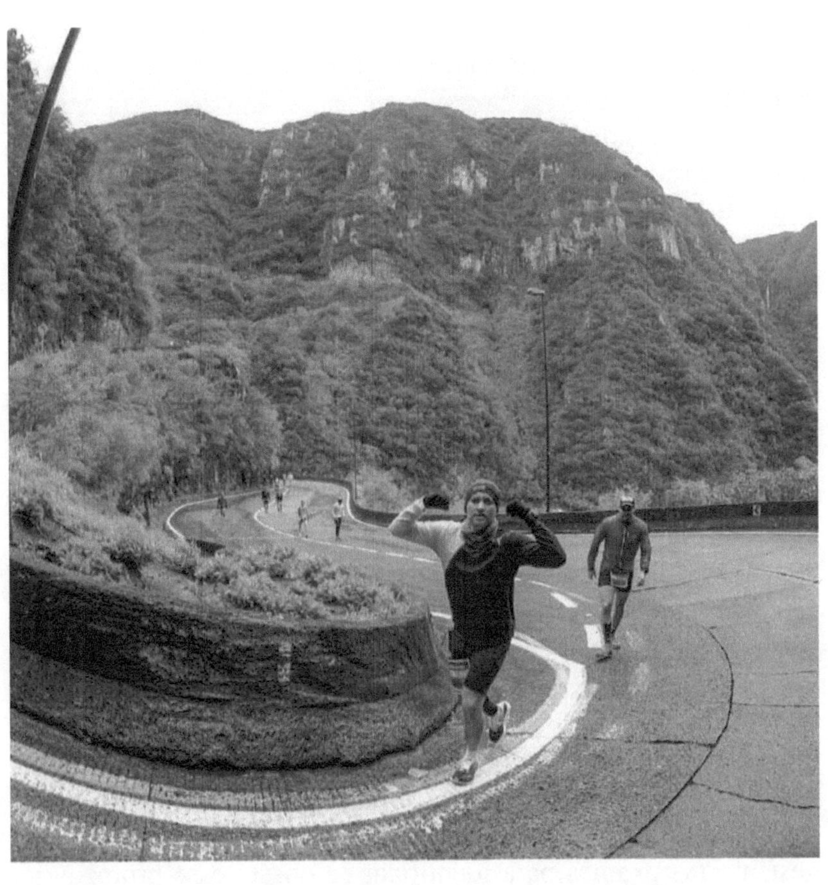

Em 2007, estudava para um concurso público. Brasília é a capital dos concursos públicos. Quatro dias antes da prova, acordei com o olho esquerdo vermelho, dolorido e embaçado, aparentando conjuntivite. Isso já me deixou preocupado, pois uso lentes de contato e uma conjuntivite faz com que eu "jogue" as lentes fora. Marquei uma ida à oftalmologista, uma consulta normal, para diagnosticar o que eu já "sabia" ou, no "mínimo", achava que sabia, porém mal sabia que, dali, uma nova história se formaria.

Já no consultório, com meu amigo Thiago, que me acompanhou, iríamos,após esse episódio, tomar aquele bom e velho chopp e jogar conversa fora. A Dra. Luciana, examinou e, de repente, parecendo um "médium" começou a prescrever diversos medicamentos. De imediato, já me preocupei, afinal, eram mais de 19 comprimidos por dia e a recomendação era iniciar no exato momento que eu saísse do consultório. Esse diagnóstico foi como um soco na boca do estômago, afinal, como que até ontem eu estava bem e, de repente, já teria que me intoxicar com medicamentos?! O diagnóstico foi "a doença do gato" e pode apostar que não tinha nada a ver em eu ser bonito, haja vista que não era/sou esse gato todo, no entanto, a doença, conhecida como Toxoplasmose, que nada mais é que um protozoário que se alojou no fundo do olho, no meu caso o olho esquerdo, e precisa ser combatido, pois naquele momento ele estava causando uma lesão que poderia levar à cegueira do olho afetado; esse protozoário está contido em diversos meios (alimentares) e ele é expelido pelo gato, nas fezes, ou seja, há diversas formas de contaminação, no entanto, para que ele se manifeste é necessário uma queda brusca na imunidade. Toda gestante faz exames para identificar se possui esse protozoário, pois o mesmo pode causar má formação congênita e, caso seja identificado, é necessário o tratamento imediato.

Saímos do consultório, Thiago e eu, e eu estava meio transtornado com essa notícia. Fomos para o nosso chopp, naquele momento, eu só com a lente do olho direito e com a vista ainda embaçada devido aos colírios e aos exames e a própria inflamação do protozoário, pois, no consultório o checkup foi completo. Senti-me um carro em uma retífica. Por fim, depois do chopp, partimos para uma corrida de Kart, no autódromo de Brasília e, de lá, voltamos para o Valparaíso, local onde residíamos na época.

No outro dia, a ficha caiu e começamos, minha mãe e eu, essa trajetória cansativa, porém necessária. Compramos todos os medicamentos e comecei a tomá-los com horários marcadíssimos. Nessa época, não estava empregado, pois tinha saído do trabalho para estudar. Tive que seguir esse tratamento por 3 meses. Confesso que a doença, após a constatação, não foi de todo mal, mas a bomba de medicamentos que tomei me modificaram de tal maneira que até hoje tenho pequenas sequelas. Ainda na época, cheguei a ganhar muito peso, praticamente uns 14 kg, devido ao corticoide que tomei, um dos medicamentos necessários, e, com isso, tive uma instabilidade emocional. Descobri, ao longo do tratamento, que os medicamentos podiam causar taquicardia digestiva, a digestão se torna mais lenta e, com isso, o estômago comprime o coração dando a sensação de mal-estar, precedido de uma sensação de taquicardia e essa sensação desencadeou a síndrome do pânico ou estresse pós-traumático. Este desregula as comunicações entre os neurotransmissores do corpo e o corpo começa a agir igual a brincadeira do telefone sem fio; você tem um sintoma e a leitura que é feita é outra. Você tem uma dor de barriga, porém a mensagem que chega ao córtex cerebral é que você está tendo um derrame ou AVC (acidente vascular cerebral) ou taquicardia, tudo muito relativo ao tipo de trauma ao qual você foi exposto.

No meu caso, as sensações foram essas, mas se você observar pessoas que passaram por traumas vai ver que cada uma reage de uma forma e, automaticamente, essas pessoas já não estão mais respondendo de forma natural. As sensações são reais, porém o psicológico da pessoa é quem está à frente de todos os sintomas; essa quebra das comunicações entre os neurotransmissores é que precisa ser restabelecida. Não foi fácil identificar esses problemas e saber o que estava acontecendo. Sofremos, minha mãe e eu, por 2 anos em busca de respostas, dentre elas que o álcool potencializava as crises, crises essas que eram diárias. Fiz diversos exames, sendo que todos não apresentavam alterações e tivemos um aprendizado a cada dia. Posso dizer que aprendi na marra e só após 2 anos convivendo com essas oscilações diárias, fui a um consultório médico, em Valparaíso de Goiás e me consultei com um médico que também teve esse problema. Ele descreveu todos os sintomas e me receitou um medicamento que restabeleceu essa comunicação entre os neurotransmissores. Digamos que esse médico caiu do céu, pois além de falar a mesma linguagem que a minha, naquele momento, ainda me trouxe de volta à normalidade. No decorrer desses dois anos de Toxoplasmose, matriculei-me na Graduação de Fisioterapia, para poder ajudar outras pessoas. Eu só queria propagar o bem. Vi-me incumbido de prestar alguma ajuda; sempre pensava em reduzir o sofrimento de outras pessoas que talvez passassem pelo mesmo problema ou problemas similares, porém essas perturbações, essas oscilações por conta da síndrome do pânico acabaram me atrapalhando e abandonei a faculdade de fisioterapia, para voltar ao mercado de trabalho. Precisava dar um norte na minha vida. Fui acostumado a trabalhar desde os 15 anos e não conseguia ficar pedindo dinheiro para minha mãe. Conquistei um estágio de fisioterapia, entrei para monitoria de bioestatísca, estava ocupando a mente ao máximo, comecei a ler muitos livros. Nessa época, tinha o hábito de fumar, hábito esse que nunca fez parte da minha realidade e do meu cotidiano, mas acabei cedendo a esse hábito que foi passageiro. No estágio da fisioterapia, comecei a dar suporte na hidroterapia e, com isso, comecei a nadar todos os dias o que me deu forças para largar o cigarro também. Foi um aprendizado e tanto. Em 1 ano e meio de fisioterapia, fiz grandes amizades, dentre elas o Izaias e a Andrea que tive o privilégio de ser padrinho de casamento. O Izaias sempre me ajuda a desbravar grandes desafios que almejo, com toda a sua sabedoria em fisioterapia - diga-se de passagem, um dos mais entendidos nessa área. Ele sempre está apto a me desempenar, quando me proponho a algum desafio assustador nas corridas e graças a ele completei os 100km, da Volta ao Lago, em Brasília e o Desafio do Samurai, que são 67km de subida, em Santa Catarina, na temida Serra do Rio do Rastro.

Num belo domingo, estávamos em casa só minha mãe e eu, no período de tratamento da Síndrome do Pânico, tínhamos chegado da casa do meu tio, conhecido como Pimpinha, um cara fenomenal, de um coração enorme e de uma presteza sem tamanho, inclusive que me ajudou demais na época das oscilações da temida Síndrome. Nesse dia, o almoço foi na casa dele e comi camarão como se não houvesse amanhã e mal sabia eu que a digestão seria tão demorada. Os medicamentos causavam essa lentidão na digestão e o camarão não seria digerido tão rapidamente. Já, em casa, deitado no sofá, estava eu assistindo a um programa na TV, minha mãe estava em seus afazeres no quarto e, de repente, levantei-me para ir ao banheiro. Nesse momento, deu-me uma vontade de espirrar. Muitas vezes, quando se levanta, repentinamente, pode acontecer uma certa tontura, devido à baixa oxigenação no cérebro, algo, totalmente, normal. Exatamente o que me ocorreu. Fiquei tonto e, ao mesmo tempo, espirrei com gosto e senti-me esquisito. Rapidamente, a cabeça fez uma leitura de que eu iria enfartar, era domingo e nada iria funcionar, estávamos no terceiro andar e seria difícil descer as escadas, só eu e minha mãe em casa. Fui-me apoiando nas paredes e voltei para o sofá trêmulo, tonto, sentindo a barriga distender e deite-me, falei de forma pausada, para que minha mãe não se assustasse, pedindo que ela ligasse para meu tio, o Pimpinha, pois eu não estava bem. O telefone da casa do meu tio, todos nós o sabíamos de cor, principalmente, porque, na época, ainda utilizávamos caderninhos e agendas de telefone para as devidas anotações. Morávamos em Valparaíso de Goiás, local que meu tio ainda mora até hoje, os Natais, naquela época, aconteceram por diversas vezes em sua casa, a rua que meu tio reside é a rua onde curti boa parte da minha infância e adolescência, onde ainda brincávamos com os vizinhos de pique esconde, pega pega, pique bandeirinha, vôlei, sentávamos ao meio fio e batíamos papo até ao anoitecer, jogávamos futebol, golzinho dentre outras brincadeiras escassas nos dias de hoje. Minha mãe ficou "tensa" e não conseguia ligar para a casa do meu tio. Desceu as escadas e chamou, praticamente, todos os vizinhos do prédio. Obviamente, que qualquer mãe ficaria tensa. Em poucos minutos, em nosso apartamento tinham diversas pessoas. Uma das vizinhas era enfermeira, porém não tinha material com ela. Lembro-me que ficou ao meu lado e tentou me acalmar, meu corpo já estava tendo espasmos, formigamentos nas mãos e a incerteza se eu passaria daquele momento. Minha mãe conseguiu ligar para o meu tio. Após alguns minutos ele chegou, pois ele morava perto, consegui descer as escadas e fomos para o hospital e essa foi a primeira vez de muitas idas e vindas aos hospitais, para fazer exames, até o dia que encontrei o médico que descreveu o que eu tinha. Foram idas a neurologistas, cardiologistas, clínicos, endócrinos e até psicólogos.

O fato em si era que só aprendi todo o diagnóstico após 2 anos com essas oscilações, ora bem, ora concentrado nos sintomas traumáticos. Pelo fato desse primeiro "choque" ter ocorrido em um domingo à noite, próximo às 20h, todos os demais sintomas eram sempre no mesmo horário. No início, não prestava atenção em muita coisa, mas as crises demoravam por volta de 30 minutos; confesso que eram os 30 minutos mais massacrantes que já pude passar. Após as crises, parecia que havia feito um treino de mais de 3 horas em uma academia. Posso dizer hoje, que o cansaço é similar ao de uma maratona, mas sem a endorfina da maratona. Depois de muito pesquisar, pude entender que as crises possuíam um tempo médio. As primeiras crises, não temos como lutar e a sensação é muito real. Sabe quando você se desafia em uma montanha russa, ou algo assim e, por alguns segundos, arrepende-se, porém não tem como voltar? Seria isso, porém multiplique essa sensação por 1000 e pense nela por 30 minutos. Qualquer pessoa fica impotente e as sensações para quem está tendo uma crise é muito real, mesmo que os exames digam o contrário. Assim como a dor que cada um sente. Um limiar de dor, ou seja, para cada um, a intensidade da dor é de um jeito e até mesmo com o passar do tempo ficamos mais "fortes". As dores, as crises de síndrome do pânico são da mesma forma, porém o psicológico está envolvido e aquela quebra da comunicação dos neurotransmissores, também, o que torna os momentos mais traumáticos. Na época, eu não queria me ver como um "maluco" por estar "inventando algo" e como explicar algo que nem você sabia o que era? No decorrer dos 2 anos, ainda sem o devido diagnóstico, seguia firme na luta contra essa doença que não desejo a ninguém e posso confessar que hoje, quando encontro alguém com ela, tento ajudar com todas as dicas que possuo. Ocupei a cabeça com tudo que eu podia fazer e retomei alguns hábitos normais; um deles era tomar cerveja, óbvio que eu não sabia, ainda, que o álcool, naquele momento, seria meu maior inimigo, pois no outro dia ele iria potencializar as crises e isso ocorre de fato. Muitas vezes, eu me divertia com os amigos, porém, no outro dia, a sensação de morte era inevitável e a tristeza era imbatível e eis que eu precisava sair daquele poço. Digamos que eu tinha uma rotina que oscilava entre momentos de alegria, que eu aproveitava ao máximo, pois sabia que os momentos de luta interna seriam devastadores, mesmo ciente de que não durariam muito tempo. Com o passar do tempo, entendi que era só uma sensação, mesmo sendo uma sensação muito real e incontrolável. Fazia exames periódicos, para fortalecer o subconsciente e autoafirmar que eu estava bem e que não morreria enfartando e nem teria um AVC. Mudei alguns hábitos como colocar uma música que me acalmasse antes de dormir, para que eu entrasse em um "transe" e não tivesse espasmos. Sempre ficava tenso, esperando pelo momento do dia que eu teria que brigar comigo mesmo, teria que me acalmar e até mesmo teria que aprender a respirar, quando aquela situação crítica surgisse; nem respirar você sabe mais, quando tem uma crise da síndrome do pânico. Cheguei a dormir com saco de papel de pão, por perto, para fazer igual em filmes, quando alguém está muito nervoso e respira em um saco de papel; a gente oxigena demais o cérebro, respirando de forma rápida e sem soltar o gás carbônico que seria a formá correta e, com o saco de papel, você consegue controlar a ingestão de oxigênio, evitando tontura e/ou vertigem. Por diversas vezes, já saí de reuniões do trabalho devido a crise; já tive que sair do local de trabalho para pegar um ar, ou até mesmo tentar me acalmar; tive que sair de almoços com amigos por começar a sentir o corpo trepidar, por sentir o coração bater em todo corpo, por não conseguir me concentrar no bate-papo, ou até mesmo na diversão do momento; tive que abrir mão de tentativas de relacionamentos, por ter momentos de impaciência e por, também, não conseguir dialogar de forma tranquila, ou, até mesmo, só saber "desabafar" sobre essa síndrome. Os dois anos de clausura nessas crises me transformaram numa bomba-relógio. Sabemos que cada experiência acerca de enfermidades possuem momentos difíceis para aqueles que estão convivendo com a doença, seja ela qual for. Pare para pensar o quão bom é o seu nariz desentupido, mas só damos valor, quando estamos gripados; naquela hora, você lembra que é muito bom respirar sem interferência. Quando temos uma afta ou quando temos que arrancar um siso, sabemos que cada momento de alegria se torna mais evidente. Quando temos alguma enfermidade, pois sempre lembramos dos melhores momentos e perguntamo-nos o que houve ou quando aqueles momentos vão voltar. Essas crises da síndrome do pânico são, exatamente, o inverso disso. Sempre será lembrada, na realidade, se você não buscar o tratamento correto e se conscientizar de que poderá, sim, ter a sua "vida" de volta. Enquanto isso não ocorre, fica-se esperando pela próxima crise, fica se analisando para saber se tudo está bem, ou se as crises vão começar. Uso o termo "crises" no plural, por se tratar de algo sem um padrão; cada um tem sensações diversas e elas são sempre um conjunto de sensações. Hoje, em 2019, após 12 anos de expertise nesse assunto, posso afirmar que há, sim, como contornar em 97% todos os sintomas, além do que você terá sua vida de volta e posso reafirmar que você não é "doido". Não sou da área da saúde, mas aprendi e convivo com essa síndrome do pânico, porém tornamo-nos grandes amigos e posso enfatizar que me tornei mais forte do que imaginava. Aprendi muito com essas autoavaliações. Reinventa-se e, ao reinventarse, você descobre prazeres que talvez não tenha experimentado. No meu caso, sempre fui adepto ao esporte, e a corrida entrou na minha vida como sessões de terapia, onde esqueço de tudo, analiso os tempos difíceis e, ao terminar cada corrida, comemoro o prazer da vida, literalmente, o contrário daquela clausura de 2 anos e pouco em que estava amarrado a dores e a sensações negativas, porém reais. Quando termino as corridas, principalmente os maiores desafios, hoje, com 12 maratonas e 2 ultramaratonas, reafirmo que estou vivo e constato que superei cada problemática que a síndrome do pânico me trouxe à época. Quando comecei a correr, pensava - será que vou morrer correndo? – eis que me vejo tendo "receios" para algumas corridas, mas depois vejo que a endorfina fala mais alto e comemoro cada conquista. Uma vez ouvi que a corrida é definida em um minuto onde parece que você está morto e outro minuto que você nunca esteve tão vivo. Hoje eu defino a corrida da seguinte forma: "Eu chego uma pessoa para a corrida e termino outra pessoa ao final de cada prova". Uma pessoa mais cautelosa, uma pessoa que admira cada instante da corrida, uma pessoa que se diverte em cada corrida, uma pessoa que sorri em cada corrida, uma pessoa que ajuda outras pessoas no decorrer das corridas. Sinto-me vivo e, ali, eu penso em todos que tive o prazer de conhecer e aproveito para conversar com DEUS e agradecer pelos passos dados um a um.

Após alguns anos, depois que tratei a síndrome do pânico, tratamento esse que não me proibiu de nada, pude e posso tomar minha cervejinha, pude retomar todos meus momentos sociais, pude voltar a sorrir com mais empenho e levar mais alegria no meu dia a dia. Aqueles que me conhecem sabem o quanto eu gosto de piadas e momentos de descontração, bem como gosto de tomar minha cerveja e de estar sempre pronto a ajudar. Em resumo, transformei meus dias em eternos

Stand up comedys, uma forma de retratar a vida com mais alegria e contar os acontecimentos de forma mais leve, mesmo aqueles mais tensos. Com todas essas mudanças, pude compartilhar, nas redes sociais, um pouco dessa experiência e pude ajudar àlgumas pessoas; prometi que, ao menos uma pessoa eu iria ajudar, e, hoje, posso dizer que houve uma expansão dessa promessa. Vi-me aconselhando, desmistificando a síndrome do pânico, dando dicas de como agir para não ser enganado pelas crises, fazendo uma releitura com cada uma dessas pessoas acerca do que elas estão passando e como podem acelerar o processo de melhora. Costumo dizer que a receita é simples. Algumas dicas:

✓ Mude sua rotina;

✓ Alimente-se bem e de forma leve;

✓ Não consuma álcool por, pelo menos, 15 dias ou, pelo menos, enquanto o medicamento não começa a fazer efeito; o medicamento que usei e, às vezes ainda faço uso, não possuía interferência com o álcool;

✓ Inclua uma rotina esportiva, seja ela qual for, mas que lhe dê prazer;

✓ Ouça músicas que lhe façam bem;

✓ Converse com pessoas sobre seus sintomas, aquelas pessoas que você tem mais afinidade, mas, nesse momento, você precisa de ouvintes;

✓ Faça exames para eliminar a ideia de que você tem algum problema;

✓ Aproveite, ao máximo, os momentos que você estiver bem, pois eles fortalecem todo o restante;

✓ O excesso de trabalho e o cansaço também interferem nos sintomas, ou seja, dormir é um reset ao sistema e você volta renovado(a); até um cochilo ajuda.

Você pode até ter crises de síndrome do pânico, mas não se esqueça de que, em sua trajetória de vida, sempre teve momentos ótimos e até mesmo chorou em outros. Tenha a certeza de que os momentos felizes são e estão em maior quantidade, em nossa história; temos que evidenciá-los, temos que mudar nosso mindset, forma de pensar. Se preciso for, temos que buscar o melhor sempre. Supere-se, mova-se, inspire pessoas e comemore cada melhora e cada conquista!

DESAFIO DO SAMURAI

Em japonês, a palavra samurai significa "aquele que serve". Sirva de inspiração para os outros, inspire-se, vibre, conquiste, caia e levante, mas lembre-se de que a sua maior riqueza sempre será a sua história.

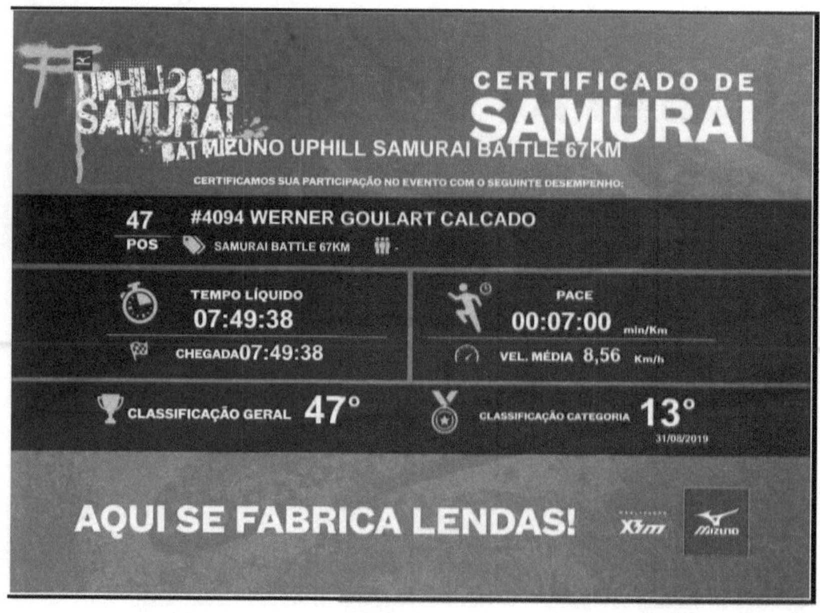
UPHILL 2019
SAMURAI
MIZUNO UPHILL SAMURAI BATTLE 67KM
CERTIFICADO DE
SAMURAI
CERTIFICAMOS SUA PARTICIPAÇÃO NO EVENTO COM O SEGUINTE DESEMPENHO:
47
POS
#4094 WERNER GOULART CALCADO
SAMURAI BATTLE 67KM
-
TEMPO LÍQUIDO
07:49:38
CHEGADA 07:49:38
PACE
00:07:00 min/Km
VEL. MÉDIA 8,56 Km/h
CLASSIFICAÇÃO GERAL 47°
CLASSIFICAÇÃO CATEGORIA 13°
31/08/2019
AQUI SE FABRICA LENDAS!
X3m
Mizuno

10 de junho de 2019 - estava eu na sede da empresa, trabalhando após o horário e eis que recebo o e-mail de confirmação para participar do Desafio do Samurai. Em 2018, corri a maratona na Serra do Rio do Rastro, Uphill Marathon com seus 42km e 195m de puro desafio, em condições físicas bem abaixo do que poderia apresentar. Afinal, o ano já tinha sido duro em decorrência das provas que eu tinha escolhido participar. Tudo indicava que, um dia, voltaria a encarar esse desafio, no entanto, chegou a hora de encarar o destemido Desafio do Samurai. Restavam 83 dias para percorrer essa ultramaratona. Para os adeptos de corrida, sabemos que cada semana de treino é essencial, e eu teria, apenas, 11 semanas de preparação para esse desafio, 67 quilômetros divididos em 42 quilômetros pela parte da manhã e 25 quilômetros na parte da tarde. A maratona Uphill Marathon tem sua largada às 6 horas da manhã e o tempo máximo para completá-la é de até 6 horas, tempo esse para quem "só" vai correr a maratona; para quem vai fazer o Desafio do Samurai, quanto menor tempo concluir a mesma, melhor será a outra corrida, os 25 quilômetros que ocorrem na parte da tarde, com a largada às 16 horas. Relembrando que para o Desafio do Samurai é necessário completar as duas provas em um tempo total de até 6 horas.

Para quem vai encarar esse desafio, é importante contratar o Transfer, transporte que já deixamos preparados juntamente com a inscrição. Algumas pessoas se hospedam no alto da Serra e outras se hospedam nas cidades próximas. O Trasnfer descerá a Serra do Rio do Rastro a partir das 12h30min (meio dia e trinta), horário em que a pista é liberada para tráfego de carros, para levarem os atletas até as duas cidades próximas, Treviso, cidade onde ocorre a largada da Maratona e Lauro Muller, cidade onde ocorre a largada dos 25 quilômetros.

Sendo a sua primeira vez nessa corrida, eu recomendo contratar o transfer, pois lá, em cima da Serra, a conexão não é tão boa e não chega táxi, nem uber, nem 99 e nem passa transporte público nesse dia de competição, ou seja, vale a pena a contratação do transfer, para você ter como regressar para a sua hospedagem. Caso possua uma logística boa e com pessoas que já conheçam, provavelmente, vocês vão se organizar para terem um carro lá, em cima e outro lá, embaixo.

No meu caso, em 2019, minha namorada e eu fizemos uma logística perfeita, pelo fato de conhecermos a prova. Ficamos hospedados próximo ao pórtico de corte da Uphill Marathon, alugamos uma casinha bem simples, bem no estilo fazenda, porém, estrategicamente, posicionada para meu regresso após a maratona, pois eu precisaria me recompor para a parte da tarde. Esse intervalo entre uma prova e outra não me daria muito tempo e seria preciso montar a estratégia perfeita, pensando até mesmo em possíveis desencontros ou atrasos. Arrumamos essa hospedagem através do AIRBNB, fomos muito bem recepcionados pela dona do estabelecimento, que, inclusive, nos mostrou locais na cidade, para que pudéssemos nos abastecer com tudo que iríamos precisar, mesmo sabendo que ficaríamos lá por, apenas 2 dias. Chegamos na sexta-feira, por volta das 13h, fomos à Serra para buscar os kits; estávamos com um carro alugado e encontramo-nos com a dona da hospedagem por volta das 16 horas.

JUNHO

Desde o momento do e-mail, já não pensava em mais nada; apenas em como seria o prazer de percorrer aquela Serra novamente, a tão famosa e temida, Serra do Rio do Rastro. Todo minuto, cada treino, cada dia, cada semana seria decisivo. Já, no dia seguinte, tomei a séria decisão de ficar 83 dias sem tomar uma cerveja e daria o melhor em cada treino. A missão já estava na minha cabeça e comecei a moldar todo meu processo mental em prol desse desafio. Por mais que eu já tenha aprontado em diversas corridas, levo muito a sério essas mais desafiadoras e busco respeitar, um pouco, os limites que o corpo e a mente tentam me avisar. São momentos raros eu frear um pouco. Quando decidimos treinar ou nos propomos a fazer algo sabemos que abdicar, não será tão ruim, pois você abre mão de algo, com o intuito de obter um ganho muito maior. Diria eu que se faz uma troca de benefícios, e as próximas semanas proporcionariam um processo evolutivo, cauteloso e intenso, onde eu precisaria tomar cuidado, para não forçar muito e obter lesões, situações que poderiam me tirar do desafio, afinal o volume de treino e a performance precisaram andar juntos. É sabido que, para treinos longos, eu teria um desgaste natural do corpo - são neles que perdemos massa muscular e, com isso, as lesões começam a aparecer; seria preciso intercalar uma alimentação condizente com os treinos, o descanso precisaria ser respeitado e seria necessário dar um "até logo para a cervejinha"; o álcool atrapalha na recuperação muscular e, dependendo da quantidade, tiraria um dia de treino. Eu sabia que cada treino faria diferença.

Sou movido a desafios e, quando não os tenho, acabo criando um. Não pensei duas vezes e fiz a minha inscrição, o que exigiu o envio de um currículo, para comprovar o que é solicitado no regulamento.

O regulamento tange sobre comprovações de participações em maratonas e meia maratonas, obtendo tempos razoáveis para que você esteja elegível a enfrentar essa prova. O intuito dessa prova é a superação, pois são mais de 1420 metros de altitudes, o ar ficando rarefeito a cada passada, mudanças climáticas constantes, temperaturas caindo bruscamente, névoas, garoas, chuvas e subidas muito íngremes que castigam o tempo todo. A preparação se torna crucial e eu já tinha experimentado o gosto do castigo dessa pista no ano anterior, ano que conclui a maratona para 5 horas e 15 minutos, observando que o regulamento concede 6 horas para a maratona, tempo total de prova, e 4 horas para os 25 quilômetros. No entanto, para o título de Samurai se faz necessário a conclusão das duas provas com um tempo limite de até 6 horas. Isso mesmo. Somadas as duas provas, é necessário que você conclua com um tempo abaixo de 6 horas. Restando 83 dias para a prova, eu queria vencer o desafio; sabia que seria complicado chegar lá com velocidade e força no mesmo patamar. Eu já vinha de 4 maratonas, sendo que o recomendado é entre 1 a 2 por ano, para os competidores de elite e para nós, meros mortais, ao menos um tempo de 2 meses de descanso entre as maratonas, tempo que o organismo precisa para se recuperar, e mais uns 2 a 3 meses de treinamento para a próxima - digamos que 3 maratonas no ano são aceitáveis.

Corri 4 maratonas em um curto espaço de tempo, 3 a 4 meses foi o tempo que corri as 4 maratonas a que me propus a fazer em 2019, literalmente uns 90 a 120 dias compreenderam as 4 maratonas que participei. Como diria um grande amigo meu,

André, a minha cabeça e o meu corpo não se comunicam, **a cabeça não sabe que o corpo está cansado**.

Tive que tomar as decisões de adaptação alimentar, rotina, treinos, descanso e não obstante a tudo isso os afazeres diários, domésticos e o trabalho, particularidades de todo ser humano com a vida normal. Conversei com meu treinador, conversei com meu amigo fisioterapeuta e com minha nutricionista para que pudéssemos alinhar as rotinas.

Na alimentação, passei a fazer 8 refeições por dia, divididas entre lanches e almoço balanceados, no entanto, quando eu tinha treinos muito extensos ou fortes eu me dava ao luxo de comer de forma mais pesada, massas e afins, que por sinal eu sou apaixonado. Na fisioterapia, começamos um trabalho de "alinhamento e balanceamento", afinal os encurtamentos já eram aparentes e as dores começavam a surgir, dor na parte inferior do pé direito, na lateral da coxa esquerda e a famosa canelite na perna direita. Os treinos se tornaram cada vez mais intensos; corria 4 vezes na semana, sendo um treino regenerativo, dois treinos de tiro e um treino longo, esse treino longo acontecia aos sábados e nele eu recriava o que seria a Desafio do Samurai, pois ele iria ocorrer exatamente no sábado. Nesses treinos eu testava alimentação, tênis, roupa, táticas e aprendia o quão difícil seria, afinal correr pela manhã e logo depois a tarde tornou-se exaustivo. Nos dias da semana que eu não corria eu pedalava por 2h na bicicleta ergométrica da academia e de segunda a sexta-feira malhava após o trabalho. Fisioterapia, 1 vez na semana e, em dados momentos, mais 1 vez, dependendo de como a semana tinha sido.

Não é fácil você abdicar de algumas rotinas ou lazeres para se dedicar a um objetivo, porém, após todo o processo árduo, a satisfação de saber que você foi capaz é impagável. Os treinos de tiro não respondiam ao esperado, mesmo que eu desse o meu melhor, mas acho que eu estava me cobrando demais, eu queria dar o meu melhor e queria ter a certeza de que eu não ia fraquejar, mas como a gente, praticante de esporte, sabemos é que não existe caminho fácil, sabemos que os obstáculos são enormes e não nos deixamos ser vencidos facilmente. Lembro-me de sempre ao acordar pensava em quantos dias restavam e como seria se eu não tivesse ido ao treino naquele dia. Rapidamente, levantava e ia treinar. Quando estava na academia, levava um fone de ouvido e aproveitava para me atualizar dos assuntos pertinentes aos acontecimentos. Sei que muitos vão dizer que seria melhor ouvir música, porém eu ficaria 2 horas em uma bicicleta e aproveitei para ouvir outras informações; elas tirariam a minha atenção daquelas 2 horas inertes. Quando ia correr, sempre chegava muito cedo ao parque da cidade Sarah Kubitscheck, parque muito frequentado, aqui, em Brasília. No entanto, por chegar muito cedo, antes das 6 horas, o parque ainda estava vazio e um pouco escuro, o que gera um receio normal a todos que madrugam para tais atividades e, a essa hora, poucas pessoas estavam se movimentando. Não tinha escolha e precisava me agilizar na sequência. Após o treino, tinha que voltar para casa, tomar o segundo café da manhã, haja visto que o primeiro era sempre as 5:30, arrumar-me e trabalhar. Nessa época do ano, em Brasília, entre junho a agosto, o clima é bem sacana, frio e seco e quente e seco; a certeza é que vai estar seco e vai castigar. A rotina era incansável - deixar as roupas arrumadas no dia anterior, a alimentação preparada, verificar os sachês de carbogel, as cápsulas de sal, os isotônicos ou repositores hidroeletrolíticos e as roupas extras, tudo separado, pois o intuito era não perder tempo. Não sei você, mas ao acordar a gente acaba ficando mais lento, o organismo demora um pouco mais para ativar e meu receio era de que qualquer desculpa me fizesse abortar um treino. Como eu já deixava tudo organizado, acabei criando um ritual de me levantar, colocar a água para ferver, tomar banho, preparar o café, comer duas bananas e um pão com mel e partir para os treinos. Recomendo que sempre que você quiser honrar um compromisso cedo, organize tudo no dia anterior e deixe tudo separado, no canto da cama, sofá, cadeira da mesa de jantar, mas deixe tudo organizado. Nosso subconsciente nos prepara para que o dia seguinte de forma espontânea e você só vai se dar conta ao acordar, pois seu cérebro já criou uma rotina para você e isso o impede de criar alguma desculpa, a não ser que você esteja mais cansado que o normal. Você já acorda sabendo qual será a primeira coisa que vai fazer e já sabe quanto tempo vai levar para se arrumar e sair. Confesso que adotei outro hábito à época que era de não mexer no celular ao acordar, pois não queria desviar a atenção e é nítido quando você vê alguém se dedicar a algo, você percebe o semblante de cansaço, porém dificilmente aquela pessoa vai abandonar aquilo que está se dedicando.

O despertador mal tocava e lá estava eu de prontidão para mais um dia de treino, sempre com a contagem regressiva em mente e sempre repassando todas as estratégias que eu usaria no dia e se seriam úteis para o dia da corrida, ou melhor, do desafio. Não sou atleta profissional, mas tenho a crença de que se você se propuser a fazer algo, assuma o posicionamento e a postura de tal, seja no âmbito esportivo, pessoal ou profissional. Caso você se proponha a visitar um orfanato, mesmo sem ter ido lá, você vai assumir a postura que eles esperam, seja de alegrá-los, seja de simplesmente levar algo para eles, seja de conhecer o local, enfim você vai procurar a melhor forma para que aquele momento seja marcante tanto para você, quanto para os demais que estão envolvidos e por que com o seu objetivo você vai agir diferente.

Com essa ideia em mente, sempre compartilhava com o Fisioterapeuta e o Treinador os resultados de cada treino, compartilhava com aqueles amigos que estão empenhados em seus objetivos, também, para que pudéssemos nos motivar mutuamente e postava nas redes sociais para me cobrar; firmei um compromisso e queria ir até o final. Com toda a certeza, nem todo dia era fácil ir treinar e executar o treino em si, mas era necessário ir ao o treino mesmo que não o fizesse completo. Com certeza você deve estar se perguntando como eu fazia para treinar e administrar as dores e eu digo que me redefini como pessoa e como suposto atleta. Busquei tudo ao meu alcance, pesquisei na internet como os ultramaratonistas se comportam em provas muito duras, conversei muito com a nutricionista e procurei entender o que eu deveria fazer para me alimentar da forma correta e, inclusive, no decorrer dos treinos. Reforcei a alimentação nos treinos, isso mesmo, durante os treinos, pois esse cuidado é o que seria o preventivo para supostos problemas e foi o que aconteceu; sempre que eu reforçava a alimentação nos treinos, tinha a sensação de que o corpo se mantinha forte e minimizava as sensações de fraqueza e até mesmo as dores. Concomitante a esses cuidados de alimentação, juntamente com os polivitamínicos, busquei exercícios que auxiliassem nas prevenções das lesões e dentre eles o tão "chato" alongamento. Passei a me alongar muito mais do que de costume e, obviamente, o retorno veio com cada semana de treino, as dores foram minimizando, com exceção da dor na parte interior do pé, bem na sola do pé próximo aos dedos, mas como disse, anteriormente, busquei insumos de atletas ultramaratonistas e aprendi diversas técnicas. Uma delas, inusitada: o uso de absorvente... isso mesmo! Absorvente, no local da dor, foi o responsável por me fazer permanecer nos treinos e, em hipótese alguma, ficar sem treinar. Em um dos sábados de treinos longos, acordei e precisava rodar; "rodar " é um termo que usamos para correr uma distância sem preocupar com velocidade; o famoso treino de volume ou longão como é conhecido. Meu treino nesse dia era de 32 quilômetros pela manhã e 14 quilômetros à tarde e, simplesmente, ao sair da cama e ao "pisar o pé no chão" senti a dor um pouco mais forte, bem na parte da sola do pé, próximo aos dedos. Naquele momento, desanimei, pois estava incomodando bastante; era sábado e eu não podia deixar de treinar, justamente aos sábados. Na mesma hora, lembrei-me de uma matéria de uma ultramaratonista, virei pra minha namorada, Aline, e perguntei se ela teria um absorvente disponível. O bom é que ela tinha; peguei-o e coloquei-o na parte do pé que estava doendo, calcei a meia e o tênis e parti para o treino de 32 quilômetros. Posso dizer que foi a melhor sensação que tive, além do absorvente, literalmente, "absorver" a dor eu sentia um prazer em cada pisada, pois a dor havia sumido. Lembro-me como se fosse ontem - no quilômetro 13, minha namorada me esperava com outras garrafas de água para eu trocar com a que eu estava, peguei a água e falei que podia ir para o próximo ponto que a corrida encaixou; mantive uma performance muito boa, no meu ponto de vista, e segui em frente. Fechei o treino bem exausto, mas feliz, pois havia concluído a primeira etapa e agora era voltar para casa, me alimentar e preparar para o segundo treino do dia.

O absorvente se tornou meu aliado e companheiro, pois não saía mais de casa sem ele. Liguei para meu pai e disse: "Pai, você tem um filho que usa absorvente".

Costumo comentar com todos que conheço que, a partir do momento que passamos para corridas de longa distância, lê-se mais de 10 quilômetros, começamos a ter algumas "conversas de doido", pois fala-se de distância como se fôssemos andar de carro e, na realidade, são diversos treinos longos, porém correndo. Alguns amigos brincam comigo falando que vou comprar pão, mas que a padaria que eu vou é sempre a da cidade mais próxima; o curioso - sempre volto sem o pão. Brincadeiras à parte. Sabemos que é necessário respeitar cada treino e que o descanso é fundamental. As semanas se passavam e junho ficou para trás, restando julho e agosto.

A corrida seria em 01 de setembro de 2019, mês do meu aniversário, e o sucesso seria o meu presente. Quando chegou julho, criei um grupo, no trabalho, onde o nosso desafio seria "bater" 100 quilômetros dentro de 30 dias; fomentei essa brincadeira com os demais; era óbvio que a ideia seria ter mais pessoas respirando atividade física, pois eu as ajudaria e eles me ajudariam, mesmo sem saber e assim foi feito. Logo na primeira semana, eu já estava com 110 quilômetros percorridos, mas não deixava de estimulá-los e, no decorrer da brincadeira, mais pessoas foram fazendo parte do grupo; fomos identificando aqueles que buscavam a superação própria e aqueles que começaram a gostar da atividade em si. Sempre gostei de estimular as pessoas e fico feliz em poder ajudar, ainda que pouco; pode ser que o pouco para você seja muito para o outro. A regra da nossa brincadeira/desafio era que não valeriam atividades passivas, mas as atividades ativas bem como bicicleta, corrida e até mesmo caminhada; fazia-se necessário o envio da comprovação, no grupo, contendo a distância percorrida e as demais marcações do aparelho (bicicletas ergométricas, trasnport, aplicativo do celular, tela da esteira, relógios e outros). Eu fazia o controle e o ranking para gerar uma competitividade saudável. Nosso grupo foi crescendo e eles estavam me incentivando a cada dia, pois eu queria ser a referência do grupo e motivá-los também. Nesse mês, completei mais de 500 quilômetros de treino, sendo 70% corrida e 30% bicicleta, mas já estava com mais de 800 quilômetros, quando eu somava com o junho.

Esse mês, eu já estava muito exausto, porém contente, pois tudo estava caminhando e eu sabia que a performance desse ano seria muito diferente da do ano passado. Julho foi o mês que mais castigou, pois, muitas das vezes, nos treinos, o clima estava muito frio. Era necessário treinar de touca, luvas e duas blusas, fora que, ao acordar, ainda estava escuro, mas eu tinha um compromisso firmado e assim os treinos seguiam. Por muitas vezes, os treinos não correspondiam ao esperado; mesmo forçando os treinos, só chegava perto do estipulado pelo treinador. Sempre dava o meu máximo em cada treino e sabia que, mesmo exausto, tudo tinha um fundamento. Vários dias e a vontade era desistir de tudo e tomar uma cerveja, embora soubesse que seria prejudicial; depois, voltaria com tudo, porém teria que recuperar o tempo parado/perdido e eu não queria dar sorte ao azar. Às vezes, mesmo sabendo que não conseguiria dar o meu melhor nos treinos, ia e completava-o, ainda que abaixo do esperado.

Na semana de 14 a 17 de julho de 2019, a sinusite me pegou com força, fiquei muito mal e com isso perdi 4 dias de treino, tive febre, coriza, dores pelo corpo, cabeça pesada, até para trabalhar estava difícil e eu precisava me recuperar a tempo de retornar os treinos sem perder a qualidade. As enfermidades são as vilãs e têm o dom de se manifestarem nas horas mais impróprias. Busquei todas as soluções possíveis e, no quarto dia, comecei a melhorar; no quinto dia, retornei as atividades, ainda debilitado, mas não poderia deixar passar mais nem um minuto sequer. Fechei o mês de julho com chave de ouro, apesar dos pesares e, mesmo sabendo que foi o mês das 4 maratonas que eu já havia participado, a conta chegou e eu paguei o preço de todos os incômodos referentes a esses desgastes. A recuperação foi interrompida. Cabe ressaltar que a recuperação de uma maratona é de, pelo menos, 30 dias; o corpo necessita se recompor, principalmente, para evitarmos lesões e um possível overtraining (overtraining é uma condição resultante de se fazer mais exercícios do que seu corpo é capaz de se recuperar. São fatores agravantes como uma dieta incorreta e a falta de descanso). Quando era para eu me recuperar, comecei os treinos com foco no Desafio do Samurai. Tive que dosar bem os treinos, para que as lesões não se formassem. Em agosto, estava entrando no mês decisivo, a contagem regressiva já era iminente e o cansaço em cada treino, maior. Às vezes, corria até sem prazer; já estava chegando próximo dos 1000 quilômetros em menos de 90 dias, um volume alto, somados aos treinos de musculação, bicicleta, treinos esses que passavam das 2 horas de aeróbica; dessa forma, eu evitava ou minimizava os impactos da corrida e mantinha um treino elevado.

AGOSTO

52 dias já passados. Restavam 4 semanas, sendo que a última é a do polimento, semana essa que desaceleramos os treinos e só mantemos com estímulos, para que o corpo descanse para o grande dia. Essa semana é uma das mais importantes, pois nela você hidrata o corpo de forma gradual, aumenta a ingestão, progressivamente, de proteína e, nos dias que antecedem a prova, ingere mais carboidrato, aumentando a reserva de glicogênio e redobra o descanso. Para uns, é a semana mais maçante, porém é a semana que decide como será a prova. Restavam 3 treinos longos, aos sábados; posso dizer que, antes dessa ultramaratona, percorri, em treinos, umas 6 maratonas, em cada treino que executei aos sábados.

Esse mês, a contagem regressiva se tornou mais evidente para alguns amigos. Fazíamos a contagem para tomar uma cerveja; para outros, a contagem era para saber o que iria acontecer no dia e, para mim, a contagem era um mix de emoções; estava exausto, porém contente com tudo que eu havia produzido até ali. Faltavam poucos dias e o mês de agosto, que, geralmente é o mais demorado, passou bem rápido.

Nesse mês, os treinos de tiro não evoluíam muito, porém eu sempre completei todos os treinos, redobrei o pedal na academia e buscava sempre monitorar o cárdio. Já tinha perdido mais de 5 kilos desde o início dos treinos; comecei com 83kilos e já estava com 78. Redobrei a ingestão de líquidos, evitava na grande maioria as comemorações nesse período, porque sempre gostei de uma cerveja e uma resenha entre amigos e busquei melhorar ainda mais o descanso. Logo nas duas primeiras semanas de agosto eu não hesitei em me dedicar mais ainda aos treinos, afinal eu sabia que o desagaste já era muito grande, mas não queria perder o desempenho; buscava conseguir render mais um pouco. Os finais de semana eram longos; para cada sábado, eu iria percorrer mais de 50 quilômetros, ou seja, só nos próximos 3 sábados eu teria que rodar 150 quilômetros. Na academia, já era alvo dos instrutores; fazia jornada dupla, pois treinava muito cedo e, ao final do dia, nos dias que não corria na rua, sempre pedalava às terças e quintas, por volta de 30 quilômetros de bicicleta e sempre malhava ao final do dia. Às segundas-feiras se tornaram pesadas - corridas longas aos sábados e, exatamente, às segundas-feiras, tinha os treinos regenerativos, por volta de 14 a 18 quilômetros. As dores já estavam mais latentes, mas era necessário me dedicar mais. Redobrei os cuidados com os fisioterapeutas - a essa altura do campeonato já possuía o suporte de dois fisioterapeutas muito competentes e, graças a eles, consegui controlar as dores e, ainda sim, evoluir na performance, até mesmo a performance de alongamento.

A vida saudável já fazia parte do meu dia a dia, a alimentação bem distribuída ajudou muito e a vontade de tomar uma cerveja era grande, mas eu queria comemorar cada esforço e cada momento que passei. Não vou tratar esse ato como abstinência, mas acredito que, a partir do momento que você rotula que não pode mais fazer algo, a vontade de fazer aumenta. Sempre fui a favor em reduzir algumas práticas de forma gradativa, pois, com isso, o organismo acaba sendo muito radical, até mesmo na hora de ganharmos tudo novamente. A reeducação alimentar é igual atividade física - tem que ser diariamente e requer algum "sacrifício".

Eu brincava que a vida sem a cerveja estava muito monótona, pois, assim, você já sabe o que vai acontecer no dia seguinte. Você está lúcido e sempre prepara o dia seguinte; não há surpresas. Será?!

A cobrança era enorme, cobrança essa que partia de mim mesmo; cobrava-me para dar o melhor em cada dia. Quando eu estava na academia e estava acabando o treino, pensava – por que não mais alguns minutos – e, quando estava correndo, organizava os treinos da seguinte forma:

- Concluir o treino;

- Dividia a quilometragem e repetia para mim mesmo que se precisasse parar, assim o faria;

- Buscava correr em locais que me proporcionavam maior prazer possível;

- Comecei a correr com música para não focar nas dores, pois elas eram inevitáveis. Diga-se de passagem, que esse hábito é muito raro pra mim.

Quando iniciei a corrida, sempre tinha algumas músicas para ouvir, porém com o passar do tempo, você descobre que outros fatores são mais importantes e o seu foco muda; há quem ainda tenha o hábito de correr ouvindo música; vez ou outra é bom, mas, quando você corre distâncias longas, quanto menos carregar, melhor será e menos incômodo terá. Chego a brincar que se eu pudesse correr pelado, não seria uma má ideia.

Em maratonas, atualmente, levo alguns "mantimentos", para me alimentar no decorrer da prova, porém estou buscando reduzir o tempo de prova, para que eu possa correr com menos "apetrechos"; para mim, isso faz muita diferença; enquanto isso, sigo todos os direcionamentos e carrego os suplementos necessários, suplementos esses que julgo serem necessários para todos que estão criando o hábito de correr. Se se faz o uso correto de suplementos direcionados e de uma alimentação pré e pós prova ou treino, você está preservando seu organismo. Em uma das conversas com minha nutricionista, certa vez, explicou-me algo que nunca havia observado: após uma corrida, os atletas de elite estão sempre com roupas de frio, jaquetas e calças esportivas. Elas impedem que os mesmos tenham suas saúdes abaladas, após as atividades executadas; logo, na sequência, reparei que isso é um hábito de diversos atletas e passei a observar e a entender que os pequenos cuidados são simplesmente essenciais. Quando você pratica uma atividade intensa ou com uma duração maior de 40 minutos, o seu corpo abre uma janela de imunidade, ou seja, você fica propenso ao ambiente externo com a baixa da imunidade.

Quando nos cobramos muito em relação a algo, muitas vezes ficamos doentes também, penso eu, sem conhecimento de causa, que isso é em decorrência da descarga que depositamos no organismo; seria, praticamente, fazer uma atividade física de alto impacto, porém mental. Eis mais um dos motivos que me fizeram viciar em corrida. Quando estou envolvido nela, consigo fazer uma autoavaliação dos passos que estou dando não somente dos passos físicos, mas de tudo que estou fazendo no dia a dia, que fiz e que posso vir a fazer. Defino que é uma terapia. Certa vez, correndo com alguns amigos que estavam começando, ponderei – quando começar a cansar, observe a natureza ao seu redor, procure não focar naquilo que está lhe incomodando – obviamente, naquele momento, todos nós nos acabamos de rir. Com o passar do tempo, você percebe que consegue controlar seus pensamentos. Existem momentos na corrida que se consegue separar as dores, consegue-se abster de pensamentos negativos, consegue controlar sua força e surpreende-se. Digo isso, porque diversas vezes, vejo em corridas longas pessoas superando dores, câimbras, mal-estar; não são poucos os exemplos de superação, mesmo que alguns desses momentos sejam maléficos para o corpo, mas é sabido que somos movidos pela superação e que não gostamos de nos dar por vencidos.

Em diversas corridas, pude contribuir com muitas pessoas, entregando-as água, suco, barras de cerais, amendoins, advil, entre outros suplementos que sempre carrego comigo e, em meio a esses pequenos contatos, tive o prazer de conhecer histórias de pessoas incríveis. As superações e os relatos dos motivos que as fizeram correr são inúmeros.

Nessa vida, algo de muito precioso são as histórias que deixamos e as histórias que levamos. Pra mim, com certeza, orgulho-me só de pensar que pude contribuir em 0,001% na vida de alguém e o tanto que aprendo, a cada dia, com todos que estão ao meu redor.

Em menos de 60 dias eu já tinha ajustado o tênis, achei o tênis que não me prejudicou, que amenizou as dores da canela e do solado do pé e isso me ajudou a ter mais confiança para seguir nos treinos, pois já tinha as duas ferramentas necessárias para o grande dia. O bastão que comprei antiassadura já estava testado e aprovado, as duas bermudas de compressão já estavam testadas, os absorventes que eu iria precisar também já tinham passado por diversos testes. A suplementação já estava toda testada, desde carbogel até bisnaguinha para comer durante as provas. Os tempos de alimentação também já estavam ajustados. As meias que seriam usadas já estavam separadas e o ritual se repetia a cada dia de treino e a cada semana. Todo dia, calçava um tênis diferente; sabia que novidades podiam surgir e, com isso, precisaria estar muito concentrado, para não exceder o proposto; estava ali na reta final, faltando poucos dias, poucos treinos e pequenos ajustes. O grande dia estava chegando. No ano de 2018, quando corri a maratona na Serra do Rio do Rastro, levei advil, para aliviar as dores e para me resguardar de qualquer problema que eu pudesse ter, seja ele muscular ou algum outro incômodo. Em 2019, véspera do maior desafio que eu teria, só o levaria por precaução e para poder compartilhar com outras pessoas, certo era que os treinos estavam me deixando mais confiante; poucas vezes estava descrente, o que ocorria, quando estava muito cansado. Eis, aqui, o segredo que compartilho com vocês: sempre que estiver treinando muito e você achar que não está obtendo algum êxito, termine seu treino e descanse, principalmente, se alimentando bem; não se permita levar pelo desgaste, pois, nessas horas, a gente pensa em parar e vem uma chuva de ideias que afirmam que jogar tudo para o alto seria o melhor caminho. Posso afirmar: descanse e espere pelo próximo dia; verá que o que faltava era só descansar um pouco. Nesse período de ajustes de agosto, os meus maiores aliados eram os descansos, porque a sobrecarga já era muito árdua. Os dias se passaram, o mês foi rápido e curto, totalmente o oposto de todos os demais anos e eis que o grande dia chegou.

PENÚLTIMO DIA

O avião aterrissa em Florianópolis, madrugada de sexta-feira, dia 30 de agosto de 2019; de lá fomos para casa do meu tio que fica a uns 5 minutos do aeroporto. Precisávamos descansar, para pegar a estrada logo cedo, pois teríamos que percorrer quase 3 horas de carro até a Serra do Rio do Rastro. Na sexta-feira, iríamos pegar o kit e depois conhecer a hospedagem. No próprio aeroporto de Florianópolis, a reserva do carro já estava pronta, pegamos o carro e chegamos a casa do meu tio. Nem ele, nem minha prima estavam em casa e fomos recepcionados pelos moradores assíduos: a cachorrinha "Sanny", o gato "Shanty" e o papagaio "Aurora", fiel escudeira da minha prima e mais valente que um pitbull. Ainda bem que, pelo horário, a Aurora estava num sono profundo. Pudemo-nos organizar e ir dormir, já prevendo que, no outro dia, sairíamos cedo. Segui todas as recomendações da minha prima e deixei tudo organizado para nossos anfitriões, repus a ração deles, verificamos a areia do gato e verifiquei se a Aurora estaria bem, quando a gente fosse embora, na sexta-feira, pois retornaríamos no domingo. O dia amanheceu rápido, levantamos por volta das 5 horas da manhã, tomamos um café e saímos bem próximo às 6 horas, conforme tínhamos estipulado.

Partimos para a Serra do Rio do Rastro; sabíamos que o dia seria longo, pois esse ano a organização da corrida colocou a entrega dos kits no alto da Serra. Precisaríamos chegar cedo; o trânsito, com certeza, não seria dos melhores, haja vista que a Serra, em dias normais, já não é tão fácil; percorrê-la é sempre um desafio. Quando os automóveis de grande porte estão nela, o trânsito fica pior devido às manobras que são necessárias; em caso de chuvas fortes, o trânsito também não ajuda. Semanas antes, havia recebido a matéria, ainda em Brasília, que a Serra estava congelada e a Polícia Rodoviária Federal estava jogando sal no asfalto para a retirada do gelo que se formara nela. Vendo esses episódios é que nos perguntamos - o que esperar dessa corrida?

Já sabendo que teríamos esses entraves, propusemos-nos a chegar bem cedo. Outro ponto a relevar era o deslocamento de pessoas para essa região. Pegamos um caminho diferente da maioria e demos a sorte, porque recebemos a notícia de que, num outro caminho, um problema na pista deixou o trânsito parado por mais de horas. Respiramos aliviados; minha namorada e eu só pensávamos quantas etapas seriam necessárias até o outro dia, o dia D. É sabido que, quando viajamos de carro, você precisa estar preparado para tudo; considerava-me preparado para tudo, mesmo sabendo que essa sexta-feira, em si, seria muito pequena para tudo que eu precisava organizar para o sábado. O filme que passava na cabeça daqueles 81 dias atrás, era avassalador; quantas idas e vindas aos fisioterapeutas, quantos quilômetros percorridos, quantas dores, quantas alegrias, quantas assaduras, quantas cervejas que não tomei, enfim quantas histórias e ali, dirigindo aquele carro, refletia e lembrava de cada abraço e cada aperto de mão que me foi dado e lembrava de cada um que sorriu, mesmo com aquele ar de "você é louco", mas sabia que eu iria chegar lá e daria o meu melhor, e não digo de um sorriso falso, refiro-me àquele cumprimento de vários que me conheciam e sorriram me desejando boa sorte; lembrei de todos e cada um era a minha bateria, a minha fonte de energia para chegar "amanhã", o sábado tão esperado, e olhe que nem era para um churrasco, mas sim para percorrer 67 quilômetros em uma das pistas mais temidas e mais cobiçadas.

Enquanto passávamos pela estrada e chegávamos às cidades próximas à Serra do Rio do Rastro, Aline e eu lembrávamos do caminho percorrido no ano passado e fizemos uma retrospectiva da confiança desse ano e do estado que me encontrava ano passado, sorrimos e sabíamos que "amanhã" a história seria muito diferente.

Confesso que eu tinha duas opiniões muito bem formadas: ou iria completar o desafio, ou iria parar; qualquer que fosse a finalização, estaria satisfeito, pois o aprendizado dos 83 dias sempre vão ser o meu troféu; a prova em si é um festa e o dia que você vai compartilhar histórias, vai entender que talvez a sua dor seja tão ínfima perto daqueles que estão ali por propósitos, ou por aqueles que estão correndo por aqueles que não podem correr, ou, no meu caso, que estava ali para superar mais uma vez, a tão temida Síndrome do Pânico. Digamos que a estivesse testando e provando a mim mesmo que eu já a havia superado, que ela agora estaria ao meu lado para me empurrar e não para me emperrar.

Chegamos à Serra do Rio do Rastro, pista essa que tenho um apresso sem tamanho. Sinto que ela me desafia e, ali, eu ganho forças; ali, quero passar por ela e respeitar cada passo dado. Estávamos ali, subindo de carro, naquela romaria de carros; era nítido observar aqueles que estavam vislumbrados e deslumbrados com aquela paisagem e com aquela pista convidativa. O clima estava ótimo, quando chegamos; o sol, recebendo-nos, como quem quisesse nos apresentar a pista e ele, aparentemente, afirmava que estaria lá para nos acompanhar. Ninguém poderia dizer que semanas antes ali estava tudo congelado.

Para cada curva eu sorria e comentava com a Aline – olhe essa subida, olhe essa curva, olhe essa paisagem, olhe por onde vamos passar amanhã, olhe esse clima – Aline olhava admirada para Serra e suas belíssimas curvas e pensava – o que eu vim fazer aqui – porque nós tínhamos um acordo que era para ela correr os 25 quilômetros, porém para ela se divertir. O meu intuito era fazer com que ela esquecesse das dores que vinha sentindo em corridas anteriores. Aline, é uma das pessoas mais dedicadas que conheço; além de correr muito, não muito em distância, apesar de que tudo a que se propõe, faz com excelência. Ela se descobriu em corridas há 3 anos e meio e, simplesmente, vem colecionando troféus em todas as corridas que participa; pra mim, é um fenômeno das corridas. A corrida é a paixão dela e, ali, estava ela tratando uma lesão e frente a um desafio. Aquela atleta veloz dos 5 e 10 quilômetros, mas que também mostrou velocidade nos 21 quilômetros, estava ali para uma corrida diferente e desafiadora. Estávamos perplexos com as subidas, mesmo já sabendo o que nos esperava.

Chegamos ao alto da Serra, muitos carros e poucos locais para estacionar, muitos ônibus, muitas assessorias e aquele mar de gente. Estacionamos o carro e fomos em direção à tenda para a retirada dos Kits. Em meio àquela fila, encontramos diversos amigos corredores, tiramos fotos e já foi possível sentir a euforia e o receio de alguns. Sabemos que quem está ali não vai ter uma corrida tão amistosa, porém sabemos que o prazer é certo. O sol castigava a gente na fila de espera, alguns food trucks oferecendo alguns lanches e, próximo, um restaurante, bem antenado ao evento, preparou um almoço à altura dos participantes.

Adentramos a tenda, uma estrutura bem grande feita para comportar os participantes, os acompanhantes dos participantes, a feira para vendas de artigos esportivos e também um espaço com um palco para o show que iria ocorrer durante os dois dias de evento. Pegamos os kits, encontramos mais amigos, tiramos fotos e já nos programamos para o dia seguinte, qual seria a nossa logística para voltar no período da tarde, pois alguns amigos estavam de carros e os deixariam lá, em cima, para retornarem após os 25 quilômetros. Tivemos a sorte de ter duas vagas no carro deles e isso já nos deixou mais confortáveis para retornarmos com eles após toda a aventura. Com toda a euforia e com o tempo gasto para retirar o kit, já estávamos chegando perto das 15 horas; com isso, precisávamos almoçar, descer e encontrar a dona da hospedagem, para que nos organizarmos; a sexta-feira já estava acabando, precisávamos dormir cedo. Confesso que eu estava cansado, a preparação, a viagem, dirigir o carro, pegar a fila para os kits, mas ainda tinha chão pela frente.

Almoçamos e descemos à Serra para o encontro com a dona da casa que alugamos; fomos muito bem recebidos e guiados até o local; esse percurso também nos tomou tempo; chegamos a casa perto das 17 horas, organizamo-nos e acomodamo-nos, pegamos o carro novamente e refizemos os caminhos até as duas largadas, para que computássemos o tempo que gastaríamos e sair com antecedência. A essa hora, eu estava só o "bagaço" de tanto cansado. Retornarmos para a casa, uma casinha simples, a 7 quilômetros do ponto de corte da maratona, ponto bem estratégico, pois ficava fora da pista por onde os atletas iriam passar; não correríamos o risco de ficar presos e/ou ter as vias de acesso fechadas pela polícia, pois era uma estrada de chão, boa para carros, e a localidade da casa era bem afastada, uma "fazendinha"; a casa tinha dois andares, uma vasta área para plantio, toda na madeira, bem conservada e bem higienizada, pronta para acolher uma família ou para aquele descanso merecido de final de semana, quando se quer sair da rotina do dia a dia. Um silêncio ao redor, apesar de casas similares na vizinhança.

Tudo estava organizado e sabíamos o tempo que iríamos gastar entre as largadas, Aline sabia onde se posicionar para me receber após a maratona; bem no restaurante, em frente à rua de acesso a nossa hospedagem, pois o transfer iria me deixar, exatamente, no restaurante onde ela estaria com o carro estacionado. Ela compraria uma marmita e uma coca-cola; diga-se de passagem, um santo remédio para essas atividades que nos desgastam demais. Repassamos todo o nosso repertório; eu estava arrumando tudo para o dia tão esperado, e ela, também, separando o que iria usar na parte da tarde. Conferi pelo menos duas vezes e repassei os tempos que iria usar cada suplemento. Conferi as roupas extras para o guarda-volume, pois eu sabia que aquele sol não iria me enganar e o clima poderia virar. Estava com meu guarda-volume bem preparado, roupas secas e de algodão para após a maratona, uma tolha, blusa de frio, meias extras, touca e alimentos também.

Após arrumarmos tudo, Aline e eu nos deitamos. Ufa! Merecido descanso. Estávamos, visivelmente, exaustos, e, ali, discorremos muito sobre tudo que vivenciamos por aqueles 82 dias que se passaram. Ambos orgulhosos de as intempéries que superamos e todo aprendizado. Naquele dia, eu compartilhei com ela um trecho de um livro que dizia – Quando estiver cansado, dedique cada quilômetro a alguém especial – foi um momento mágico para nós dois, pois ela sabia o quanto esses desafios são importantes pra mim e esse, em especial. Reitero minha admiração por ela e, naquela hora, ela decifrou o quão especial seria o outro dia. Simplesmente, fiquei surpreso e, novamente, enxerguei a grande mulher que estava ao meu lado. Veio aquela autorreflexão e a confirmação de que o troféu "eu" já havia conquistado: o esforço para estar ali, a cumplicidade dela, os dias de estresse, os dias de cansaço, os dias de alegria, todos os momentos que sempre estarão marcados em nossas histórias. Como é bom você poder contar com alguém e, naquele momento, estávamos nós dois; ela decifrando o meu momento, e eu, agraciado pelo presente que estava recebendo - um amor diferenciado e que me dá forças para ser melhor a cada dia. Foi um mix de emoções; sentia-me cansado, feliz por estar ali, compartilhando com ela e por amar de forma recíproca e inexplicável, numa cumplicidade ímpar.

O despertador toca, olho pra ele e falo – já estava acordado só esperando você anunciar esse momento – havia acordado uns minutos antes do despertador, mas não queria levantar ainda, queria curtir mais um pouco aquele momento e repensar em toda estratégia que iria utilizar; era sábado, 31 de Agosto de 2019, o Grande Dia, o dia em que iria cumprir uma das provas mais desafiadoras e, ali, estava eu, simplesmente, pronto. Levantei, tomei aquele banho inspirador, aquele banho que você pode contar até quantas gotas d'água lhe são dispensadas, individuais; senti o abraço da água; a concentração estava aflorada, a tensão também, mas ao fazer uma retrospectiva de tudo que havia passado, só queria ouvir a largada, começar logo, queria saber como seria passar o pórtico com o tempo de corte, será que eu chegaria bem ou iria fraquejar, qual dor eu iria sentir, ou se sentiria, coisas assim. Terminei o banho e fui tomar café; já estava com a armadura vestida, a musculatura parecia se ajustar ao momento, cada fibra tomando sua forma e posição no corpo, o sangue começava a ferver, aquecendo cada parte por onde passava. A vontade era grande, o desafio era enorme, mas eu afirmei no primeiro capítulo que "A dor equivale à grandeza do seu sonho!". Meu sonho era enorme e a dor poderia ser do mesmo tamanho; jamais me deixaria ser vencido.

Naquele momento, estava com o corpo e a mente conectados. Sabia o que queria e assim seria feito. Estávamos na largada, Aline me deixou lá, aguardou um pouco e retornou para o ponto de corte, onde ela me esperaria, pois assim que o primeiro transfer fosse liberado, lá estaria eu e chegaria no ponto de corte. De lá, partiríamos para a casa, pois eu iria trocar de roupa e me preparar para a segunda largada. Na largada, bateu aquela vontade de ir ao banheiro - ainda bem que chegamos cedo; achei um banheiro no posto de gasolina, pois a fila para o banheiro químico estava imensa; depois descobrimos que, para mais de 2000 pessoas, só tinham 5 banheiros químicos; daí, a fila. Usei o banheiro e retornei para a largada. Todos estávamos à espera do sol, mas ele não se levantou da cama e enviou-nos uma garoa suave, exatamente, para a largada. Minutos antes da largada, começa o show temático remetendo aos Ninjas e Samurais, os tambores começam a ditar as batidas do seu coração, as danças direcionam os celulares e os flashs e, ali, você repensa, novamente, tudo sobre si; é, ali, que tudo começa a fazer sentido. Naquele momento, novamente, as lágrimas começam a querer tomar conta da face, faço a minha oração e volto em 2007, lá, no sofá, naquele domingo, onde tive o gatilho para a síndrome do pânico e, logo na sequência, venho flutuando por cada superação e por cada momento marcante. Quantas pessoas bacanas conheço, agradeço a DEUS por estar ali, volto a me concentrar na largada e vejo as diversas reações, cada um no seu momento, abraços de alegrias, aqueles tapinhas nas costas para encorajar, apertos de mãos, conhecidos e desconhecidos, e, novamente, penso - Quantas histórias magníficas vão percorrer essa pista! É chegada a hora, a organização solta a vinheta do vídeo que todos conhecem, o vídeo que relata como é a Serra do Rio do Rastro e a forma como ela nos desafia. Ouso dizer que aquele vídeo é um batismo para cada um, pois, sempre ao debater sobre essa corrida, todos têm uma versão diferenciada de como é a pista, o desafio, porém, ao final, deparamo-nos com o mesmo vídeo.

É dada a largada! Nesse momento, estamos a exatos 34 quilômetros da Serra do Rio do Rastro e todo o caminho possui diversas subidas e alguns trechos lhe convidam a correr mais rápido, mas tudo que você usar, naquele momento, poderá ser revertido contra você nos momentos de maior necessidade.

Saber respeitar o corpo e administrar cada quilômetro é a chave para o sucesso nessa prova. Quem corre a maratona aprende que os 24 quilômetros iniciais são espécies de pegadinhas, principalmente, nas descidas, descidas essas que lhe convidam a baixar 30 a 40 segundos por quilômetro. Lá, na frente, você vai descobrir que precisará desse investimento: as subidas vão lhe cobrar. Recomendo que você aplique o que treinou; não é hora de arriscar ou de testar; o dia da prova é o dia para testar o que você vem fazendo nos treinos e lembre-se: nunca subestime o seu corpo. Comecei a prova, deixando o corpo aquecer, naturalmente, para evitar as lesões que tive; não quis subir muito o ritmo, mas confesso que a confiança veio, lembrava dos treinos para 4'20" de pace – pace é o tempo gasto por quilômetro – e, ali, estava alterando alguns quilômetros abaixo de 5' e no máximo a 5'20", mas não queria me iludir e muito menos gostaria de criar uma expectativa tão alta. Em 2018, fui para fechar a prova abaixo das 6 horas, para completar, e, esse ano, fui para chegar o mais perto das 4 horas, se possível abaixo. Sei que estava exigindo muito de mim, mas eu havia treinado, talvez eu pudesse, talvez fosse meu dia. Tive que administrar o cansaço que veio na sequência, mas, até então, tudo estava caminhando bem. Pratiquei tudo o que eu tinha treinado e não queria me deixar levar pela força da mente. Há momentos em que você se sente tão bem, que a vontade é apertar o passo. Acaba vendo que passa rápido. Quando você administra os quilômetros, surpreende-se. Passei o quilômetro 15 bem, mantive a alimentação a cada 40 minutos, as cápsulas de sal e as de bicarbonato, essas eram intercaladas e sempre passava nos postos de água e molhava a boca. Nesse momento, eu estava bem, estava de touca, as luvas estavam protegendo, a roupa também mantinha a temperatura boa, mas o clima já havia mudado bastante. A garoa estava tomando forma, o vento estava forte, o foco era o pórtico com o tempo de corte, para não passar tão acima e ter que correr contra o prejuízo na parte mais difícil. Ao fundo da paisagem, já era possível identificar a Serra do Rio do Rastro, aquela pista que mais parecia uma serpente. Segui forte em busca dela, estava chegando ao pórtico de corte, no quilômetro 24, passei bem abaixo do tempo limite que eram 3 horas de prova, passei com 2 horas 20 minutos. Estava bem, apesar que não podia impor um ritmo maior, pois eu teria uma outra prova à tarde; faltavam 18 quilômetros. Mesmo com o cansaço iminente, consegui impor um ritmo mais forte nos momentos que eu exigia e estiquei para o próximo pórtico de corte que seria no quilômetro 32; passei o quilômetro 32 pouco abaixo das 3 horas e agora eu teria mais 10 quilômetros para conseguir cruzar a linha de chegada próximo às 4 horas. No quilômetro 24, quando olhei para a Serra, as nuvens estavam pretas e aqueles raios desenhados no céu. Naquela hora, bateu um leve desespero, fui tomado, por um momento, pela ansiedade ou pela minha colega Síndrome do Pânico; tive que me recompor e me reestabelecer, para não sofrer mais nos próximos quilômetros, porque essas "mini crises" atrapalham a forma de respirar e você perde totalmente o foco; começa a pensar em coisas que não gostaria. Minha única alternativa era correr mais forte, para que o foco mudasse e assim fiz, melhorando o tempo nos próximos 8 quilômetros que me levaram ao quilômetro 32 com mais confiança. Consegui me restabelecer e, ao chegar no quilômetro 32, literalmente, não tem mais volta; faltam 10 quilômetros para vencer a destemida Serra e é, ali, que a brincadeira fica séria; passados mais 2 quilômetros, a Serra se apresenta e, a partir dali, são 8 quilômetros de subidas íngremes, difíceis e você já está cansado. Nesse momento, o vento dava um tapa na cara. Quando você fazia uma curva, ele lhe empurrava. Aprendi com o ganhador dessa prova, no ano de 2018, que você precisa usar o vento a seu favor e assim eu fiz. Quando ele estava de frente, caminhava rápido, olhando bem para o chão e, quando fazia a curva e ele vinha empurrando, aproveitava para trotar da forma que dava, porque, pelo menos, ganharia um pouco mais de performance, mesmo não sabendo mais o que era isso naquele momento. Ao pé do quilômetro 34, há a capelinha, que muitos fazem suas preces e se emocionam, pedindo a bênção a Nossa Senhora, para encarar os quilômetros finais, porém os mais desafiadores. O clima nessa hora não estava ajudando nem para você pensar em ajudar alguém; o frio estava sendo o pior inimigo, seguido da chuva e do vento. Segui meu caminho sem me preocupar com tempo, afinal meu intuito seria completar as duas provas, que, normalmente, já seria um feito e tanto, e, naquelas condições, seria mais ainda. Vi muitas pessoas com cãibras, passando mal e vomitando, caminhando com dificuldade, pois a subida já castiga. Realmante, o clima estava sendo carrasco e o ar não estava ajudando muito, o que com certeza prejudicou muita gente. Curvas e mais curvas, subidas e mais subidas, assim era o cenário final. Uma surra de desgaste, mas a linha de chegada estava próxima. Em meio às curvas, você começa a ouvir o locutor, porém esse ano estava mais difícil devido ao vento e à chuva; os staffs, mesmo em condições não tão favoráveis, estavam dando suporte, chamando para completar a prova e, vez ou outra, dava pra escutar algo do locutor. Até então, sabia que estava próximo e não poderia me deixar abater. Eis que as últimas curvas se apresentam e, automaticamente, recordava-me da reta. Após as últimas curvas, após a última curva, a reta tão esperada! Avistei um helicóptero, ao lado da tenda, decolando e dando uma rasante para a Serra, talvez, em busca de alguém que precisasse de socorro. Confesso que pensei muito sobre isso, porque o clima não estava nada convidativo. Muito vento e chuva. Eu só queria cruzar a linha de chegada. O foco já tinha mudado para o guarda-volume, pois lá eu iria me recompor. Mesmo na chuva, pessoas estavam dando apoio e, assim, persisti. Com dores, cansado e com frio, cruzei a linha de chegada com 4 horas e 7 minutos, simplesmente, 1 hora e 8 minutos a menos que o ano passado. Nem eu acredito nisso, mas foi isso. Simplesmente surreal!!

Cruzei o pórtico de chegada, peguei a medalha, o frio era intenso, a tenda não comportava o frio, o vento vazava pela tenda e muitas pessoas estavam sofrendo com o frio. Peguei logo os meus pertences e fui me trocar. Não tínhamos muitos lugares e o jeito foi se trocar no meio das pessoas; o cenário já não ajudava muito, muita confusão com os que estavam chegando para acessar o guarda-volumes e, pelo fato de não ter lugar para se trocar, muitos estavam se trocando ali mesmo, no meio dos demais; alguns começaram a ter hipotermia e a área de saúde não comportava tantas pessoas; o cenário era crítico, a tenda não estava ajudando. Troquei de roupa, coloquei minha blusa de frio que mais parecia um edredom e, mesmo com chuva, procurei o ônibus que iria sair primeiro, afinal ainda teria o segundo round na parte da tarde. Precisava seguir, conforme o planejado. Entrei no ônibus e me acomodei no banco da frente; pelo fato de o ônibus ficar fechado, lá estava melhor que na tenda. Mesmo encolhido, organizei-me e descansei um pouco, não como eu gostaria, mas pude relaxar melhor, apesar de pequenas cãibras surgirem. Tínhamos que esperar, pelo menos uns 30 minutos, para que o ônibus começasse a descer a Serra. Eram umas 11:30 da manhã e ele estaria autorizado a descer às 12 horas, o que não ocorreu; ele só desceu às 12:30; a fome já começava a se manifestar. Do alto da Serra, o sinal não pegava e não tinha como comunicar-me com a Aline, mas ela já estava a minha espera lá, embaixo, no local combinado. O clima estava cada vez pior e ali, de dentro do ônibus, era possível ver o sofrimento daqueles que chegavam. O tempo de corte se aproximava, e o pórtico iria fechar, impedindo que pessoas que não completassem a maratona até 6 horas e fossem desclassificadas. Às 12:30, o ônibus parte e começamos a procissão para descer a Serra, afinal não éramos só nós; fora que, com a liberação da pista, havia carros subindo. As curvas dificultavam o trânsito e, com isso, fomos descendo lentamente. Dentro do ônibus, a adrenalina estava aflorada e muitas eram as histórias, a interação com os demais corredores. Uma certeza que temos: após uma corrida, todos estão eufóricos e querem compartilhar suas experiências. Confesso que eu não arrego para um bom bate-papo, mas eu precisava descansar para a próxima largada, embora o banco do ónibus não ajudasse muito e as pessoas compartilhavam suas histórias bacanas de corridas, etc. Logo que falei que correia, novamente, à tarde, os assuntos foram brotando e diversos eram os corredores malucos dentro daquele ônibus. Seguimos conversando e trocando experiências pelos quilômetros seguintes e fazendo amizades de corredores. Já me sentia realizado por completar uma etapa, mesmo sabendo que os 25 quilômetros seriam puxados, pois eu já estava muito cansado. O ônibus chegou ao ponto de corte da maratona e lá estava Aline me esperando com uma marmita com macarrão e uma coca-cola. A visão perfeita, aquela mulher incrível com macarrão e uma coca-cola gelada, parecia propaganda de TV. Entrei no carro e fomos em direção a casa, para que eu pudesse tomar um banho bem quente. A temperatura no alto da Serra era de 3º. Falei com a Aline que colocasse muita roupa quente no guarda-volumes, pois à tarde seria pior, principalmente, porque nossa largada era às 16 horas e chegaríamos ao anoitecer.

Fato inusitado; nessa mesma corrida, no ano passado,

no mesmo ponto de corte, após completar os mesmos 42km195m da tão sonhada Uphill, Wellington e eu pegamos o transfer e descemos para encontrar a Aline, que estava com o carro e todos os nossos pertences; como fomos marinheiros de primeira viagem, nessa corrida, não estávamos tão preparados para tudo que iríamos passar, principalmente, para o frio pós-prova, porém ela conseguiu subir, de carona com um transfer, para o alto da Serra e com isso, ao chegarmos, em meio ao frio e à chuva, corremos direto para os transfer já em vias de descer a Serra, pois Wellington e eu completamos a prova em 5 horas e 5 horas e 15 minutos, respectivamente. No alto da Serra não tem sinal de celular e, mesmo que tivesse, nossos pertences ficaram no carro, pois nossa logística estava boa, pelo menos era o que nós achávamos.

Aline, na boa intenção, subiu a Serra do Rio do Rastro de carona com um ônibus transfer, porém para descer ela encontrou dificuldade e, pelas condições climáticas, não nos encontramos no alto da Serra. Welligton e eu fomos para o transfer ansiosos pela descida e para encontrar com ela, afinal todos queríamos os chuveiros de seus estabelecimentos, pois o frio castigava.

Quando descemos com o transfer, descemos no ponto de corte da maratona, exatamente, no local em que me encontrava agora em 2019; naquele episódio, ela não estava lá, pois ela desceu de carona com a polícia e foi nos procurar, retornando de carro até o ponto da primeira largada e depois até o ponto da segunda largada. Wellington e eu, sem telefone, dinheiro ou qualquer forma de comunicação fomos atrás de ajuda no postinho de polícia, próximo ao ponto de corte, fomos ao posto de gasolina e conseguimos uma ajuda para contato, porém não conseguíamos falar com ela; naquelas condições, não conseguia lembrar o número do telefone dela, enviamos mensagem pelo Instagram, mas não obtivemos êxito; por fim, chamamos um táxi, mesmo sem dinheiro, pois arriscamos e voltamos para o ponto de largada da maratona, o táxi saiu por volta de uns cinquenta reais; seria o mais próximo de um ponto de referência bom para todos nós. Chegando lá, corri e pedi dinheiro emprestado aos que trabalhavam na organização do evento e conseguimos esse suporte deles, dos staffs. Eles nos cederam mantas térmicas e nos emprestaram os celulares para que pudéssemos continuar nossa saga de tentativa de contato com ela. A preocupação para ambos era nítida, mas ainda assim, contávamos com a sorte, pois ela precisaria pensar igual a gente e vir para o ponto de largada. Após toda essa turnê e conjunto de emoções, ela surgiu como um anjo para nos resgatar e só aí fomos entender como ela havia se perdido naquela turbulência toda. Todos estávamos exaustos e com fome, afinal a travessia ladeira acima e abaixo da Serra do Rio do Rastro não é mole, seja correndo ou em algum automóvel. Senti-me como no filme "Esqueceram de mim".

Regressamos a casa, nosso sítio temporário, nossa fazenda, e fui tomar o tão sonhado banho, já pensando na largada das 16 horas. O corpo apresentava sinais de cansaço, mas já estava feliz em completar 60% do objetivo. Faltavam somente 25 quilômetros; mesmo sendo muito eu já estava feliz, cansado, porém muito feliz.

Comi a marmita de macarrão e tomei a coca-cola como se fosse um banquete. Tomei um banho quente e revigorante, revisei os suplementos para a segunda parte, troquei as roupas sujas por novas peças de roupas na mochila, Aline e eu pegamos o carro e partimos para a segunda largada. Diferente dos demais sábados, que eu havia treinado, sempre tinha um espaço para um cochilo, mas nesse dia, justo no Grande Dia, não houve esse espaço. Queria eu colocar minhas pernas para o alto e dormir, ao menos, uns 30 minutos, mas a descida demorou um pouco mais do que o esperado, haja vista que o ônibus levou 30 minutos a mais para descer, como mencionei acima, além das condições climáticas, tinham carros subindo também, após a liberação da pista. Cheguei ao ponto de partida próximo das 14 horas e isso não nos deu muito tempo para tantos caprichos. Chegamos a Lauro Muller, apesar de perto de onde nos hospedamos, por volta das 15 horas, algo que aprendi com a Aline; tínhamos que chegar cedo às corridas, para estar preparados e sem muita pressa ou loucura. Tínhamos que estacionar, deixar os pertences no guarda-volume, achar um local razoável para largada, pois tínhamos 50 minutos para passar os primeiros 7 quilômetros.

Esse tempo e essa distância são muito favoráveis, mas tudo deve ser levado em consideração. Muitas pessoas, ruas estreitas até a saída de Lauro Muller e as subidas que já são fortes, intensas e íngremes logo de cara, como se a Uphill já quisesse nos dar as boas-vindas e perguntar – se estávamos preparados para o que ainda estaria por vir.

Minutos antes da largada, encontramos amigos e a resenha já estava boa. O clima, ótimo, aparentando uma garoa leve que estava por vir, porém bem aquém do que foi na parte da manhã. Por precaução, já vesti a capa de chuva, pois não queria perder tempo de forma alguma, meu corpo estava exausto e minha meta era passar o pórtico de corte e depois administrar o tempo total dos 25 quilômetros. Naquele momento, eu já iria me sentir um vitorioso completando essa tão sonhada pista pela segunda vez no mesmo dia. Quem já passou por ali sabe muito bem das dificuldades e das adversidades que nos aguardam. De todas as corridas que completei, essa foi uma das mais desafiadoras, não só fisicamente, mas psicologicamente, pois o cansaço nos atrofia de tal forma, que é necessário buscar forças reservas para não desanimarmos.

Estávamos posicionados para a largada e o ritual de largada começou, faltam poucos minutos para que pudéssemos começar a vencer aquela pista. Todos nos cumprimentamos e ouvimos e assistimos emocionados ao ritual que sempre mexe com o brio e com a mente daqueles que praticam o esporte com amor. Novamente, são diversas histórias, emoções, significados e motivos para estarmos ali. Aqueles abraços e aqueles apertos de mão que trocamos na largada nos fortalecem mais ainda. Olhei para minha namorada e sabia que esses 25 quilômetros seriam importantes não só pra mim, mas para ela também, por tudo que a corrida representa para ela. Demos nosso beijo da sorte e preparamo-nos para o final do ritual de largada. Esta foi dada. Meu cansaço se foi e apertei o passo dando o meu máximo, mesmo com as dores começando a aparecer. Tinha um foco e passaria aquele pórtico de corte; não iria jogar todos os 83 dias fora; era para ser aquele dia e seria. Acelerei o máximo que pude, vi poucas pessoas que estavam na corrida da manhã e cada uma que eu via, eu queria ultrapassá-la, pois elas seriam meu combustível adicional. Encontrei alguns amigos que me deram força e, assim, eu segui em frente. Confesso que não seria fácil, porque a cabeça já tinha mapeado o percurso, mas o que mais gostei é que eu tinha força de vontade para cumprir cada etapa; não estava tão exausto ao ponto de uma lesão ou de algum prejuízo. Os mesmos treinos fizeram efeito e eu precisaria me alimentar, proporcionalmente, durante a prova para manter um ritmo razoável e não ser desclassificado do tempo total.

Administrei cada quilômetro e vivenciei cada subida, quando não dava para correr, devido as pernas pesadas; as passadas da caminhada eram fortes e rápidas. Para cada quilômetro, nessa hora, emocionava-me e lembrava de toda a dedicação que tive para estar ali, dias e dias de treino, abdicando de momentos de lazer e das cervejinhas rotineiras com amigos para treinar forte e para estar ali, naquele dia. Simplesmente, cada quilômetro ia passando e o clima estava mudando, novamente, trazendo um clima sombrio e bem adverso de quando da largada. Por fim, o quilometro 7 estava por chegar; no quilômetro 6, meu relógio já marcava 40 minutos. Ao mesmo tempo que eu me sentia confortável em chegar ao quilômetro 7 abaixo dos 50 minutos, sabia que tudo poderia acontecer. Não pensei e apertei mais ainda o passo, mesmo com as subidas e elas castigando cada vez mais, segui vendo uma via comercial que antecedia o pórtico de corte. Na parte da manhã, o pórtico estava um pouco à frente da marcação, preocupante isso, pois muitas pessoas ficaram fora de completar a corrida devido a marcação estar errada e eu não queria cometer esse erro. A largada foi em outra cidade e eu não poderia garantir que o pórtico estivesse ou não no ponto dos 7 quilômetros; qualquer metragem faria a diferença. Simplesmente, apertei o passo e aproveitei o momento de uma descida aplicando um ritmo bem abaixo dos 5 minutos por quilômetro. Minha cabeça só queria saber de cruzar o pórtico.   Ali, parecia a chegada e, por fim, cruzei o pórtico com 45 minutos e isso me dava mais 3 horas e 15 para completar os 25 quilômetros, mesmo sabendo que não iria gastar tudo isso, mas eu não contava com o desgaste já promovido ao corpo na parte da manhã. Tanto que, ao passar o pórtico, caminhei por uns 500 metros me recompondo, comendo, tomando os suplementos e já vendo a tão esperada Serra do Rio do Rastro, já, minha "amiga". Faltavam 18 quilômetros. Sabia que não fecharia em 6 horas as duas provas, mas eu queria completar as duas, já tinha quebrado um recorde na maratona, baixando 1 hora e 8 minutos em relação a 2018 e, naquele momento, queria estar vivo para comemorar as duas escaladas no mesmo dia. Só precisava me manter em pé e continuar com garra para enfrentar os próximos 18 quilômetros.

O clima já estava dando sinais de que teríamos mais chuva, neblina, mas pelo menos a ventania da parte da manhã não veio nos propulsionar montanha acima. Alimentei-me, reidratei-me e segui firme e forte. Logo após o pórtico de corte, há uma subida bem bacana e bem dura e as próximas subidas seguem o mesmo padrão, até que possamos chegar ao pé da Serra, que no caso ficaria no quilômetro 17, ou seja, administrar 10 quilômetros a frente, para que a subida da Serra não seja tão bruta. A corrida em si deixou de ser só corrida e tornou-se um jogo tático e emocional. O cansaço estava tomando conta após o quilômetro 10, mesmo com força muscular aparente. Redobrei a hidratação e a suplementação. O clima já estava ficando feio e isso também estava puxando meu psicológico para baixo, pois a paisagem estava ficando feia e sombria, bem típica de um domingo chuvoso, à tarde, e você em casa, naquele clima meio depressivo.

Meu cérebro estava brincando comigo e o cansaço estava jogando contra a minha vontade de terminar a prova e fazendo-me alguns questionamentos no estilo síndrome do pânico. Comecei uma nova etapa da corrida que era administrar o cansaço e o jogo que a mente fazia comigo. Por diversos momentos, eu busquei forças fazendo as orações que sempre me acompanham nesses momentos - o Pai-Nosso, o Credo e um suave conversa com DEUS. Busco exemplos de situações positivas que fiz recentemente, e também dos resultados de exames que possuo. Sei que isso vai passar e que é, sim, passageiro, pois, naquele momento, havia cansaço, havia a necessidade de alimentar-me com algo que desse mais sustança e a própria fadiga, tudo isso, somado ao frio, garoa, névoa, neblina e subidas que fazem a gente se desgastar a cada passada; não me deixaria abalar e desistir. Continuei minhas orações, buscando forças em todas as lembranças boas e, quando me via meio apreensivo, começava a correr, como se eu tivesse me desafiando mais ainda; simplesmente queria provar que passaria por aquele pequena crise de pânico, mas passaria como um trator, mesmo que não tenhamos essa convicção tão abrupta.

Apertei o passo e, quando me dei conta, já estava no quilômetro 13; restavam 12 quilômetros, o tempo de prova ainda era bom, projetava fechar com 3 horas, iria completar meu desafio do Samurai abaixo de 8 horas, sendo que eu já havia me dado ao luxo de fechá-lo abaixo das 10 horas, tempo limite para as duas provas. Só não estava mais feliz, devido a esse pequeno momento de tristeza no meio da prova; poucos sabem, mas já enfrentei diversos em demasiadas provas e treinos. Sempre digo e reafirmo que isso é passageiro e aprendemos a administrar, bem como aprendemos a superar e a controlar; óbvio que sempre precisamos melhorar em algo e, quando isso ocorre, há alguma deficiência de algo, assim como nesse dia pode ter sido sono, fome, cansaço ou situações afins.

Precisamos identificar o que é e buscarmos a melhor forma de encarar o momento, principalmente, por sua enfermidade. Nesse dia, já tinha passado por isso na parte da manhã e ela foi mais intensa e não me permitiu pensar tanto. À tarde, ocorreu no quilometro 12 para o 13 e, logo depois, novamente, já subindo a Serra. Mesmo com os vestígios dessa instabilidade, resolvi apertar o passo; queria chegar no pé da Serra e, ali, eu teria uma longa conversa comigo, pois seriam os últimos 8 quilômetros para a realização de um sonho. Intercalei os quilômetros como eu fazia nos meus treinos de tiro, trotava por mais metros do que caminhava; o cansaço todo já tinha se apresentado, mas força e cabeça eu tinha sobrando. Alguns desejos começavam a brotar e, obviamente, o de tomar uma cerveja e comer um hambúrguer também se fizeram presentes. Assim, cheguei ao quilômetro 17, avistei, mesmo com a neblina que já havia se formado, a capela onde todos pedem a bênção, para começar a procissão da Serra do Rio do Rastro. Dali em diante toda curva lhe presenteia com uma belíssima subida e todas elas nos surpreendem com seu grau de dificuldade. Todo fôlego será posto à prova nesses próximos 8 quilômetros. De tanto olhar para o chão nessas subidas, mais tarde, teria um ótimo desconforto nas costas - ressalto isso para reafirmar que as subidas são íngremes e castigam. A neblina que se formou impedia enxergar a distância real entre os postes e, nesse momento, as minhas luvas já não ajudavam tanto. Usei-as como uma bolinha de massagem para as mãos; segurava-as com a mão fechada, para que protegessem, de certa forma, o frio das extremidades, no caso das mãos. Não que eu recomende essa façanha, mas acabou funcionando. Nessas curvas, tive o prazer de conversar com algumas pessoas e conhecer um pouco de suas histórias e superações.

Lembro-me da minha primeira maratona, nos lençóis Maranhenses, exatamente, isso que você está lendo. Minha primeira maratona foi nos lençóis Maranhenses, em um vilarejo chamado de Atins, que fica bem distante de São Luís do Maranhão, uns 168 quilômetros de distância, onde "seu piso" é composto por areia. Em Brasília, havia corrido, no máximo, 30 quilômetros em treinos de longa distância e me aventurei nessa maratona; nela pude aprender bastante e, lá, fiz uma amizade incrível, grande amigo, atualmente, José Luiz, um cara de com seus mais de 50 anos, mas de uma energia ímpar, uma alegria e uma leveza impressionante nas dunas. Diante do grande desafio que tínhamos pela frente, de completar a maratona, ele me ensinou como levar uma corrida de longa distância. Fomos conversando e papeando, vencendo cada quilômetro, mas essa história completa contarei em meu segundo livro – "**A mente conduz o desejo; os passos constroem histórias**". Aprendi que você não pode querer o fim sem percorrer os meios, mas para percorrer os meios você precisa desfrutar de tudo que vai vivenciar. Pense você como é a cabeça de um atleta ou de um participante de corrida bem na hora da largada. Um turbilhão de pensamentos e, nessas horas, quando ouvimos o som da largada, muitos já querem saber como será a chegada. Pense em como seria sua vida, se você passasse dos 2 anos para os 60 anos, sem poder contar como foi, simplesmente, ouvindo outros contarem a sua história, sem nunca saber como teria sido a sua versão; pense você se, quando o juiz apitasse indicando o início do jogo, você já soubesse o resultado.

Desde então, descobri que a corrida, seja ela de qual tamanho for, precisa ser respeitada a cada passo, a cada paisagem, a cada desafiante, a cada momento, respeitar seu corpo, ouvir e respirar o ar daquele instante, pois ele vai passar e, quando você cruzar a sua linha de chegada, terá muitas histórias para contar e pode apostar, é sempre assim. Dificilmente, você vai ver um corredor calado, pois ali, naquele momento, você está elétrico, dinâmico, fervendo de vontade de contar como foi o seu desafio e, nessas horas, são detalhes ricos que farão da resenha a segunda melhor parte do seu dia.

Os primeiros passos ladeira acima, a neblina tomava conta do local, mal conseguíamos ver os postes, a luz estava meio avermelhada e o clima era de gravação de filme de terror, momento em que avistava diversas pessoas quebrando seus recordes pessoais e mentais. Cada um com quem pudesse emparelhar, buscava saber um pouco de sua história e/ou o que o levou até ali e sempre compartilhava um suplemento que eu tinha à mão. Ali, já sabia o que eu precisaria para completar essa etapa, apesar de, às vezes, inseguro e com pequenas recaídas nas crises, nada iria me parar, pois sabia que poderia ir além. Fiz amizade com um rapaz, chamado Carlos. Contou-me que há poucos meses nem corria e estava trabalhando muito, teve que se mudar para Argentina por conta do trabalho, estava se sentindo doente de tanto trabalhar e decidiu mudar de hábito, onde apostou com os amigos da empresa que correria mais de 20 quilômetros em breve, porém, ali, estava ele desafiando a Serra do Rio do Rastro. Contou-me que tem dois filhos, é casado e eles o esperavam lá, em cima; esse era o seu combustível, a mudança de qualidade de vida e sua família, seu bem maior. Por muitos passos, fomos trocando ideias e esse bate-papo me fez superar uma crise que levou pelo menos 2 quilômetros. Em alguns momentos, falava para o Carlos que ele não sabia o bem que estava me fazendo, mas, obviamente, ele não entendia o porquê, até que, em dado instante, talvez de mais confiança, resumi um pouco da minha história e o que me fez superar meus "medos ou crises" e me desafiar tanto.

Nunca vou encarar como um desafio, mas vou encarar como a construção de algo maior, que nem eu sei, exatamente, o que é. Só sei que estou trilhando algo único para mim e para aqueles que eu posso inspirar; é fazer o bem sem olhar a quem, literalmente. Além de estar ali pelo desafio e para provar que sou mais forte do que um dia eu imaginei que seria novamente, reflexo das incertezas que passei em decorrência da Síndrome do Pânico, estava, porque, em uma das frases do vídeo que me fez apaixonar pela Serra do Rio do Rastro, ela afirma que somos movidos pelo medo e, realmente, pude perceber isso, mas não sabia que o medo nos conduziria para tão longe.

Continuamos "escalando" cada curva e nos unimos a um grupo de pessoas, onde fizemos amizade com uma mulher, chamada Ana, que nos contou as suas aventuras e as suas loucuras, loucuras saudáveis, aquelas de correr corridas longas. No seu caso, o máximo que havia desafiado era uma corrida de revezamento, onde completou um trecho de 30 quilômetros. Foi muito prazeroso ouvi-la descrever a trilha que percorreu em uma corrida que vasculhava as matas e morros mineiros, conhecida como UAI, uma corrida que possui diversas distâncias. Ela nos presenteou, contando como foi a participação em equipe e a vibração das equipes para cada quilômetro percorrido, como foi a sensação de passar horas dando força para os amigos da equipe e, quando não estava correndo, estava dentro da VAN que eles locaram, para dar suporte à equipe deles. No meio desses detalhes, fazia vídeos com declarações para o esposo e sempre bem-humorada e muito carismática. Compartilhei com eles amendoim com uva passa. Havia levado muita alimentação. Não sabia como o meu corpo reagiria. Como seria o decorrer da prova, sim. Carregava 6 saquinhos com amendoins e uva passa;

no mesmo saquinho, dividia metade para cada um. Tinha, também, bananinhas industrializadas, carbogel, 2 advil, apesar de não ter precisado de nenhum no percurso, uma barra de proteína. No decorrer da prova, os pontos de hidratação e de alimentação estavam muito bem equipados com frutas, águas, coca-cola e outras "iguarias" para dar sustança, por isso, ainda tinha muita "coisa". Pude intercalar bem, minhas cápsulas, também levei em excesso, pois não imaginava se na Serra o corpo gritaria por socorro. Na altura do quilômetro 22, apertei o passo, pois faltavam poucos quilômetros, para que eu pudesse vibrar pelos 83 dias de dedicação. Confesso que, em vários momentos, pensei que deveria ter levado o dobro de tempo me preparando, mas que nunca estamos satisfeitos e, na realidade precisamos olhar para o quanto evoluímos e o quão gratificante foi esse aprendizado. No meio de toda a dedicação, vamos ter muitos sorrisos que compartilham daqueles momentos e eles sempre serão lembrados, mesmo que por pequenos momentos tenhamos um fardo a carregar.

Para cada passada que eu dava, o filme todo era projetado no meio das rochas da Serra e o caminho, mesmo que neblinado, me conduzia com uma certa força. Pude aproveitar algumas das curvas para esboçar pequenos trotes, ofertei advil para duas pessoas que estavam, aparentemente, debilitadas ao que me agradeceram e tive a certeza de que, novamente, eu não estava só em uma corrida. Talvez, estivesse, ali, para ajudar outras histórias, não que eu vá ser o condutor principal, mas estarei na memória dessas pessoas, de forma anônima, mas totalmente vivo. Seremos gratos, reciprocamente, pelos pequenos gestos. É como se eu soubesse que eu iria encontrá-las e estava preparado para, naquele momento, estender a mão. Imagine você que esses últimos quilômetros são intermináveis, as curvas são mais fechadas e as subidas são mais íngremes.

Quilômetro 23 e meio eu ouvi um grito – olha pro pai e vem – e, ao fundo, uma música de rock'n roll; era um senhor que estava tirando fotos, animadíssimo, mesmo com aquela garoa, a mesma garoa fina, o mesmo frio, a mesma neblina nos cobria, porque mesmo eu ficaria triste ou abatido. Olhei pra ele e fiz uma pose para a foto. Lembrei dos meus amigos e pensei que todos já estariam lá, em cima, lembrei dos meus novos colegas que pude deixá-los para trás, respirei fundo e me certifiquei que faltavam poucos passos. A musculatura não era mais a mesma, a fome era maior, a vontade de comer um hambúrguer e tomar um refrigerante estavam superando a vontade de tomar uma cerveja, ou seja, o caso era sério. Comi um pedaço da barra de proteína, que estava em estado deplorável, derretendo, parecendo aquela caixa de bis que você esquece no carro, tomei água, joguei uns amendoins para dentro, inclinei o corpo para frente e apertei o passo. Olhei, fixamente, para o chão, lembrava da minha mãe e de tudo que passamos juntos em 2007 e, ali, eu dedicava mais essa vitória a ela, lembrava da minha namorada, pessoa essa que palavras nunca conseguirão defini-la, lembrava dos amigos, dos incentivos, lembrava do meu pai, lembrava de todo esforço para estar ali e, assim, cheguei à última curva. Nela, você consegue enxergar a chegada - está a uns 600 metros. Não há mais subida. Ao contrário, há uma reta com um leve declive, mas o esforço da subida é tanto que a musculatura não responde da forma como gostaríamos. Em todas minhas corridas, sempre dou um sprint final e, ali, não seria diferente. Nesse dia foi diferente.

Nesse momento, emparelhei com mais uma corredora e fomo-nos parabenizando, mesmo com os olhos marejados. Minhas palavras para ela eram as mais encorajadoras possíveis; joguei as luvas fora - não precisaria mais delas. Passar o pórtico de chegada, completar as duas etapas, chorar, gritar, comemorar, pular, abraçar todos, eram algumas das emoções vigentes na cabeça naquele instante. Seguimos metro a metro, passo a passo, eis que ela olhou meu número de peito e perguntou, se eu estava completando o Desafio do Samurai e com aquele sorriso vitorioso no rosto eu disse que SIM. Ela aplaudiu e falou - vá, corra, você é um guerreiro – pequenas cãibras começaram a aparecer e, simplesmente, eu as ignorei. Para quem teve que aturar 75 quilômetros de cãibra nos 100 quilômetros, ali, nada mais iria me parar. Carregando a perna esquerda, que apresentava as cãibras, coloquei mais força na direita, pendulei mais os braços, o som se tornava mais alto, a narração do locutor já estava invadindo a cabeça, os gritos das pessoas já estavam ecoando, a proximidade era ínfima, muitas pessoas estendiam a mão para dar aquele tapa que recarrega as energias, estendi a minha e retribui a cada um que apareceu na minha lateral, as luzes eram fortes e ali estava a tão sonhada linha de chegada, não mais importante que a da manhã, mas era a mais importante pois selava as duas etapas e a conclusão do Desafio do Samurai. Atravessei a linha rasgando a capa de chuva, capa essa que me protegeu de ficar ensopado das garoas finas e traiçoeiras e que manteve o calor do corpo por não ter tanta ventilação.

Rasguei a capa, olhei para os lados, olhei para a tenda que nos acolheria após a corrida, olhei para as pessoas entregando as medalhas, olhei para todos ao meu redor e assim, como os demais, as lágrimas rolaram pelo rosto, o coração estava maior que o peito e a vontade era só uma, gritar – EU CONSEGUI! EU COMPLETEI!

Ao entrar na tenda, havia um show rolando, fui em direção ao guarda-volumes, mas, antes que eu pudesse esboçar uma reação, lá estava ela, minha namorada linda e sorridente. Não pude me conter e nos abraçamos; ela emocionada e eu, mais ainda, pois o que imaginei tinha acontecido. Ela estava radiante por ter completado um grande desafio e eu, feliz pelo meu, porque eu sabia que tinha reacendido a chama da corrida que estava apagada nela, mesmo que não apagada por completo. Ela não estava no seu melhor momento, pois vinha a diversos meses sentindo dor e quem corre sabe que correr com dor não é nada agradável. Não tivemos muito tempo para falar sobre as corridas, pois o guarda-volumes era o próximo desafio, Aline e nossos amigos já tinham pegado seus kits. Mesmo assim, Aline me ajudou a encarar o desafio do tumulto do guarda-volumes, o frio era desconcertante e castigava a todos. Ficamos no tumulto por, pelo menos uns 15 minutos, até descobrir que o guarda-volume de quem fez o Desafio do Samurai, no meu caso, era separado. Levamos mais uns 5 minutos para sair do tumulto, pois tínhamos que nadar contra a maré, não, simplesmente, uma maré, mas uma maré com o fenômeno da piracema. Os corredores chegavam com frio, alguns, novamente, com hipotermia, outros tentando se aquecer, alguns bem debilitados e emocionados e nós, ali, tentando chegar ao outro guarda-volume.

Peguei minhas coisas, arrumei um canto para me trocar. Num lado, o show acontecendo e diversas pessoas comemorando e noutro, pessoas passando um perrengue por conta do guarda- volume e do frio que desestabiliza o humor da maioria. Com muito custo e perseverança, consegui me trocar, no meio de tanta gente, no meio de tantas cãibras. Ainda bem que, entre os pertences que havia levado, tinha blusa de frio, parecendo um edredon, toalha, meias secas, cueca seca, calça, blusa de algodão, touca, só não tinha luvas reserva, mas mesmo assim ao vestir tudo me senti no paraíso, pois a temperatura do corpo voltou a se manifestar.

Deitei em um espaço no banco de madeira que serviu de apoio para me trocar e desabei em lágrimas, pois não sabia se eu era merecedor. Sei que você deve se perguntar – mas como assim, foi você quem conquistou esse desafio – convido-lhe a pensar que o merecedor, nesse contexto, não é somente da corrida em si, mas de toda a grandeza do momento. É você se perguntar, se tudo que vem batalhando é seu por direito. Sabemos que sim, mas o intuito é questionar mesmo, se tudo aquilo é seu, se aquele momento todo é seu, se você deveria estar ali. Chamei sua atenção até aqui para lhe dizer que a resposta é SIM. Você é merecedor das duas conquistas e nunca, por menor que ela seja, mesmo que tamanho seja algo subjetivo, nunca menospreze a sua conquista. Você é merecedor pelo simples fato de levantar da cama e dar um bom-dia a alguém. Você é merecedor - sim. Há uma frase que tange a seguinte máxima – Você é responsável pelo que cativa – mas lembre-se que cativar uma conquista é tornar-se responsável por ela.

Reunimos os amigos e estávamos indo para o carro e eis que 3 rapazes puxaram assunto sobre a corrida; eles também tinham completado o Desafio do Samurai, compartilhamos um rápido resumo de cada ponto de vista da prova e chegamos ao consenso da parte do guarda-volumes, que não estava satisfatório para ninguém. Um deles ainda complementou que os 3 amigos fizeram as inscrições, porém não havia mais transfer para vender à época das respectivas inscrições. Como nós íamos descer de carro, retirei as duas fitas que estavam no meu pulso, pedi a pulseira que estava no pulso da Aline e entreguei pra eles. Torci para que desse certo. Ficar no alto da Serra, à noite, sem locomoção, não desejo a ninguém. Despedimo-nos, eles agradeceram e pediram para nos seguir nas redes sociais, pois não queriam perder o contato. Ficaram muito felizes com a nossa atitude e nós, com a possibilidade de poder ajudá-los. Seguimos para o carro, todos bem cansados. Éramos 5 pessoas, dois casais e um amigo que não pôde vir com a esposa.

A decisão era unânime. Precisávamos comer e comer muito e, logo após retornar para as respectivas hospedagens e recompor as carcaças. Paramos em uma hamburgueria, que estava cheia, pois acredito que o desejo da maioria seria o mesmo que o nosso. Rapidamente, identificamos que não seria tão rápido o atendimento, mas estávamos dispostos a esperar um pouco. Após toda a emoção vivida por nós, aquele momento seria sublime, morder um hambúrguer e sentir o gosto de cada etapa dele, desde o pão, a carne, a salada e o bacon, não nessa mesma ordem e não na mesma condição dos ingredientes, afinal cada pedido teria a sua particularidade. Após efetuarmos o pedido à simpática garçonete que nos atendeu, pedimos uma coca-cola, coca-cola essa que não daria para os primeiros 10 minutos, mas que seria a salvadora e apaziguadora das lombrigas que habitavam os nossos estômagos. Quando chegamos à hamburgueria, encontramos os 3 amigos que entregamos nossas pulseiras dos transfer e, com aquele abraço de amigos de longa data, os agradecimentos foram recíprocos e ali, sim, conseguimos resumir mais um pouco daquele grande dia. Novamente, cumprimentamo-nos e seguimos para a nossa mesa.

Após comermos, seguimos para o ponto de largada de Lauro Muller, onde estavam nossos carros. Despedimo-nos, todos com o sorriso no rosto do dever "cumprido e comprido"; a alegria estava estampada no rosto de cada um e o cansaço, também. Cada um seguiu seu percurso, distinto, para as suas hospedagens. Comigo e com Aline não foi diferente. Seguimos para a nossa fazendinha, pela estrada de chão e a escuridão do anoitecer, pois já passava das 22 horas. Quando seguíamos pela estrada de chão, chegamos a pensar que estávamos perdidos, pois o cansaço falou mais alto e a casa ficou mais longe, mas seguimos perseverantes, até que avistamos, com uma alegria ímpar, o portão de entrada, e aquela casinha simplória, mas acolhedora, tornou-se um palácio e nos acolheu.

Sem muito pestanejar, já pedi privilégio para usar o banheiro, pois eu estava cansado e com frio, queria tomar um banho quente para poder fazer com que a alma retornasse, o mais rápido, ao corpo, Aline consentiu e assim o fiz, pegando as minhas coisas e indo para o banheiro. Aline escondeu de mim parte de uma história, quando chegamos a casa - ela havia-se "digladiado" com uma aranha filhote, pequena, singela, porém era uma aranha, que, em todo caso, Aline não fez a devida menção. Entrei no banheiro de forma displicente, acomodei minhas roupas em cima da tampa do vaso sanitário, fui em direção à válvula do chuveiro e liguei-o, para que a água esquentasse. No entanto, ao me virar para a pia do banheiro, deparei-me com a mãe da filha da aranha que Aline teria trocado sopapos; ela me olhava, fixamente, com seus diversos olhos, como quem me desafiasse. Gradativamente e devagar, fui em direção ao armário do banheiro para pegar um inseticida. A dona da casa já havia nos avisado. Com ele em punho, apontei para a DONA ARANHA QUE SUBIU PELA PAREDE e apertei o spray, que foi em sua direção. Tive a impressão que ela utilizou o spray como desodorante aerossol, levantando as 8 patas e ainda, sim, tive a certeza de que ela teria bocejado em forma de protesto, referindo-se a uma expressão de – Só isso?! – no meio da neblina de inseticida, pedi à Aline que pegasse uma vassoura e jogasse para mim. Ela o fez e não pensei duas vezes - peguei a vassoura e com 3 golpes certeiros, lembrando do episódio do Jaspion, ela não resistiu e, em pedaços, ficou inerte no chão do banheiro.

Mesmo cansado, com essa imaginação fértil, sabendo que a aranha era grande, mas não na proporção que descrevi, pude perceber que, realmente, somos capazes de fazer muito mais do que imaginamos. Minutos antes de a aranha aparecer, eu só tinha a certeza de que estaria cansado, sem forças para nada. Ela, uma simples aranha, me mostrou que somos mais fortes do que julgamos e, novamente, constatei que **A CABEÇA NÃO SABE QUE O CORPO ESTÁ CANSADO.**

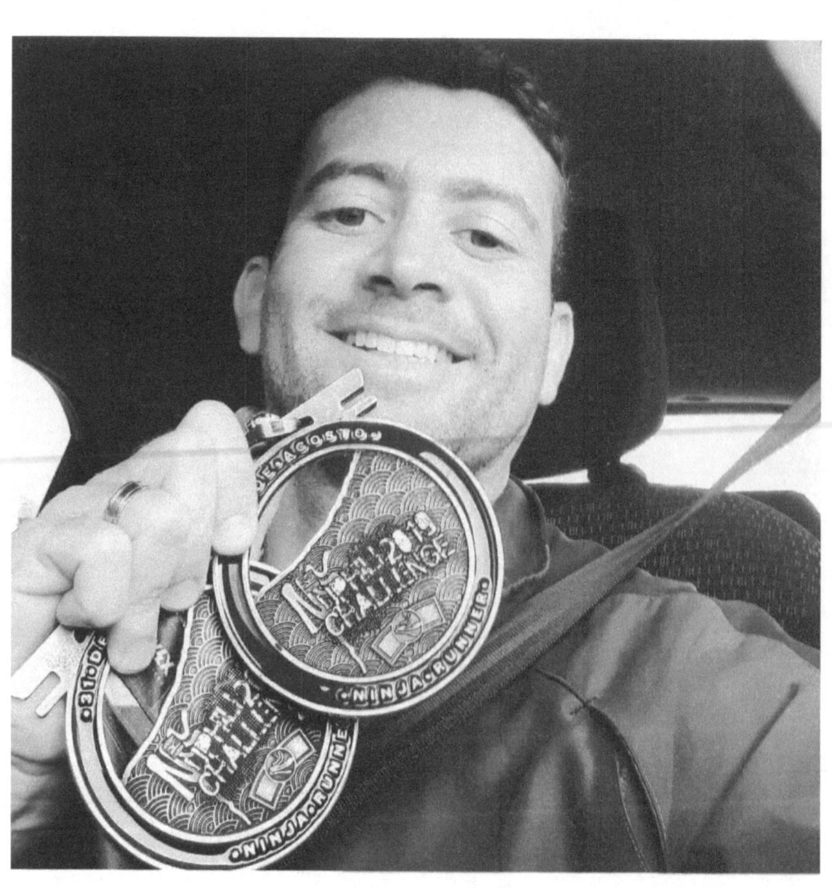

Agradeço a Deus, a minha família, aos meus amigos, a minha namorada, pelos apoios e pelas vivências nos episódios que moldaram este livro. Agradeço, em especial, ao Tio, vulgo "Pimpinha", ao amigo Rafael Cotts, vulgo Cotts, que estiveram dispostos e apostos em momentos de tensão. Agradeço, novamente, a minha mãe, Guerreira por Natureza e aquela que mais presenciou todas as fases tensas e as conquistas que passei. Agradeço a um grande amigo Deco Bier, que foi quem me perguntou um dia: "A sua cabeça não sabe que seu corpo está cansado?". Agradeço, também, a um grande amigo José Welker, que me alertou sobre a formatação do livro e, nesse dia, ganhei mais forças para acelerar o processo de conclusão desta obra. Só tenho a agradecer, pois tenho muito mais do que mereço.